Kohlhammer

Rat + Hilfe

Fundiertes Wissen für Betroffene, Eltern und Angehörige – Medizinische und psychologische Ratgeber bei Kohlhammer

Eine Übersicht aller lieferbaren und im Buchhandel angekündigten Ratgeber aus unserem Programm finden Sie unter:

 https://shop.kohlhammer.de/rat+hilfe

Die Autoren

Dr. phil. Timo Klan, psychologischer Psychotherapeut mit Zusatzbezeichnung Spezielle Schmerzpsychotherapie, ist am Psychologischen Institut der Johannes Gutenberg-Universität Mainz tätig. Sein Forschungsschwerpunkt ist die verhaltensmedizinische Diagnostik und Behandlung von Kopfschmerzerkrankungen.

Dipl.-Psych. Anna-Lena Guth ist psychologische Psychotherapeutin mit Zusatzbezeichnung Spezielle Schmerzpsychotherapie und arbeitet im Kopfschmerzzentrum Frankfurt. Sie bietet ambulante Einzel- und Gruppenpsychotherapien für Kopfschmerzpatienten an.

Priv.-Doz. Dr. med. Charly Gaul ist Facharzt für Neurologie mit Zusatzbezeichnung Spezielle Schmerztherapie und im Kopfschmerzzentrum Frankfurt tätig. Er beschäftigt sich seit vielen Jahren wissenschaftlich und klinisch mit der Clusterkopfschmerzerkrankung.

Timo Klan
Anna-Lena Guth
Charly Gaul

Clusterkopfschmerz

Trigeminoautonome Kopfschmerzen
wirksam behandeln und vorbeugen

Verlag W. Kohlhammer

Dieses Werk einschließlich aller seiner Teile ist urheberrechtlich geschützt. Jede Verwendung außerhalb der engen Grenzen des Urheberrechts ist ohne Zustimmung des Verlags unzulässig und strafbar. Das gilt insbesondere für Vervielfältigungen, Übersetzungen und für die Einspeicherung und Verarbeitung in elektronischen Systemen.

Pharmakologische Daten verändern sich ständig. Verlag und Autoren tragen dafür Sorge, dass alle gemachten Angaben dem derzeitigen Wissensstand entsprechen. Eine Haftung hierfür kann jedoch nicht übernommen werden. Es empfiehlt sich, die Angaben anhand des Beipackzettels und der entsprechenden Fachinformationen zu überprüfen. Aufgrund der Auswahl häufig angewendeter Arzneimittel besteht kein Anspruch auf Vollständigkeit.

Die Wiedergabe von Warenbezeichnungen, Handelsnamen und sonstigen Kennzeichen berechtigt nicht zu der Annahme, dass diese frei benutzt werden dürfen. Vielmehr kann es sich auch dann um eingetragene Warenzeichen oder sonstige geschützte Kennzeichen handeln, wenn sie nicht eigens als solche gekennzeichnet sind.

Es konnten nicht alle Rechtsinhaber von Abbildungen ermittelt werden. Sollte dem Verlag gegenüber der Nachweis der Rechtsinhaberschaft geführt werden, wird das branchenübliche Honorar nachträglich gezahlt.

Dieses Werk enthält Hinweise/Links zu externen Websites Dritter, auf deren Inhalt der Verlag keinen Einfluss hat und die der Haftung der jeweiligen Seitenanbieter oder -betreiber unterliegen. Zum Zeitpunkt der Verlinkung wurden die externen Websites auf mögliche Rechtsverstöße überprüft und dabei keine Rechtsverletzung festgestellt. Ohne konkrete Hinweise auf eine solche Rechtsverletzung ist eine permanente inhaltliche Kontrolle der verlinkten Seiten nicht zumutbar. Sollten jedoch Rechtsverletzungen bekannt werden, werden die betroffenen externen Links soweit möglich unverzüglich entfernt.

1. Auflage 2023

Alle Rechte vorbehalten
© W. Kohlhammer GmbH, Stuttgart
Gesamtherstellung: W. Kohlhammer GmbH, Stuttgart

Grafiken: Carolin Hüttich (Instagram: @schmaro_caro)

Print:
ISBN 978-3-17-040326-0

E-Book-Formate:
pdf: ISBN 978-3-17-040327-7
epub: ISBN 978-3-17-040328-4

Geleitwort

von Jakob C. Terhaag

Der Clusterkopfschmerz ist eine Erkrankung, die neben den »stärksten Schmerzen, die der menschliche Körper zu erzeugen imstande ist« die Betroffenen vollkommen aus der Bahn werfen und Lebensplanungen sowie Partnerschaften stark beeinträchtigen kann.

Der Bundesverband der Clusterkopfschmerz-Selbsthilfe-Gruppen (CSG) e. V. setzt sich seit über 20 Jahren dafür ein, dass dieses wenig beachtete und doch das Leben so nachhaltig beeinträchtigende Krankheitsbild mehr in den Fokus der Öffentlichkeit, aber auch der Ärzteschaft gerückt wird, denn ein Großteil der Patienten ist mit den einschlägigen Therapien gut erreichbar und kann wieder ein fast normales Leben führen. Doch dazu bedarf es erst einmal einer gesicherten Diagnose und dann einer leitliniengerechten Behandlung.

In vielen Fällen sind jedoch die Begleitumstände derart, dass auch die Seele Schaden nimmt und den Patienten eine psychologische Hilfe angeboten werden muss.

Auf diesen Umstand weisen wir seit Jahren hin, ohne dass diese Forderung bislang in die Therapieleitlinie eingeflossen ist. Umso bemerkenswerter und erfreulicher ist das Bemühen des Autorenteams, dieses Thema auf die Tagesordnung zu heben.

Ein Teil des Autorenteams war in Zusammenarbeit mit der CSG e. V. bereits vor einigen Jahren an der Entwicklung der »Cluster-Kopfschmerz-Skalen (CKS)« beteiligt. Mit diesem Fragebogen ist es möglich, die seelischen Belastungen einer Clusterkopfschmerzerkrankung zu erfassen.

Mit dem jetzt vorliegenden Buch wird der Weg der psychologischen Betreuung der Clusterkopfschmerz-Patienten konsequent weiterentwickelt. Das Autorenteam hat mit diesem Werk ein Handwerkszeug entwickelt, das den Clusterkopfschmerz-Patienten in die Lage versetzt, sich mit einfachen Übungen selbst das Leben ein wenig zu erleichtern, die seelische Belastung zu minimieren und die eigene Widerstandskraft zu stärken. Sicherlich kann das Buch die professionelle Betreuung nicht ersetzen, doch es kann diese massiv unterstützen.

Ein ganz wichtiger Aspekt, der in diesem Buch ebenfalls Platz findet, ist das Problem der Vereinsamung der Patienten. Durch die unvorhersehbaren Attacken nehmen die Betroffenen sehr häufig Abstand davon, sich mit Freunden, Bekannten, Vereinskollegen – ja sogar mit Familienangehörigen zu treffen; all das aus Angst, während des Treffens von einer Attacke überfallen zu werden oder einfach auch nur zu spät zu dem Treffen zu kommen, weil eine vorherige Attacke die Abfahrt verzögerte. Hier gibt das Buch Ratschläge, wie man das eigene soziale Netzwerk auf-/ausbauen und weiter festigen kann. Ein Riesenschritt gegen die drohende Vereinsamung.

Aus Sicht der Patientenvertretung begrüßt die CSG e. V. insbesondere auch die Zielgruppenausrichtung, die eben nicht nur Behandler adressiert, sondern gleichberechtigt auch die Patienten und deren Angehörige. Diese Ausrichtung war von Anfang an vorgesehen, was dem Leser auch an der laienverständlichen Formulierung der Texte auffällt: Medizinische Fachterminologie wird weitestgehend vermieden.

Wir danken dem Autorenteam für dieses aufschlussreiche, unterstützende und wegweisende Buch.

Jakob C. Terhaag
für den Bundesverband der Clusterkopfschmerz-Selbsthilfe-Gruppen (CSG) e. V.

Vorwort

Die Erkrankung »Clusterkopfschmerz« wurde erstmals im 17. Jahrhundert beschrieben. In den folgenden Jahrhunderten ereignete sich in der Erforschung dieser Krankheit nicht viel. Inzwischen ist das Krankheitsbild aber zunehmend in den Fokus der medizinischen Forschung gerückt. Als ein wichtiger Meilenstein wurde von dem amerikanischen Arzt Bayard T. Horton erstmals in den 1950er Jahren die Inhalation von reinem Sauerstoff zur Attackenbehandlung eingesetzt. Die Wirksamkeit dieser Therapieform konnte dann durch Studien in den 1980er Jahren (z. B. Fogan 1985) belegt werden. In den 1990er Jahren konnte gezeigt werden, dass die Wirkstoffgruppe der Triptane ebenfalls in der Attackenbehandlung effektiv ist (The Sumatriptan Cluster Headache Study Group 1991). Derzeit wird die Wirksamkeit monoklonaler Antikörper gegen den Botenstoff Calcitonin Gene-Related Peptide (CGRP) untersucht (z. B. Chan und Goadsby 2020).

Im Praxisalltag der Behandlung von trigeminoautonomen Kopfschmerzen erleben wir trotz der erreichten Fortschritte und neuen Behandlungsmöglichkeiten eine zum Teil erhebliche Beeinträchtigung der Lebensqualität bei den Betroffenen, eine psychische Belastung durch den Kopfschmerz und auch Konsequenzen für Angehörige und das weitere Umfeld. Mit diesem Ratgeber wollen wir diese bisher oft noch nicht ausreichend berücksichtigten Punkte adressieren und sowohl Betroffene als auch Angehörige und Behandler über das Krankheitsbild informieren. Auch die Vorbeugung von häufigen psychischen Begleiterkrankungen wie Depressionen oder Angststörungen ist ein wichtiges Ziel. Medikamentöse und nichtmedikamentöse Maßnahmen zur Behandlung und eigene Einflussmöglichkeiten im Umgang mit der Erkrankung werden in fünf Kapiteln praxisnah beschrieben. Mehrere Übungsblätter sollen zum aktiven Handeln anregen.

Vorwort

Zugunsten einer lesefreundlichen Darstellung wird in diesem Text bei personenbezogenen Bezeichnungen in der Regel die männliche Form verwendet. Diese schließt, wo nicht anders angegeben, alle Geschlechtsformen ein (weiblich, männlich, divers).

In diese 1. Auflage des vorliegenden Ratgebers haben wir unsere Erfahrungen aus dem Kontakt und der Behandlung mit vielen Patienten einfließen lassen. Möglicherweise entdecken Sie trotzdem Fehler oder Dinge, an die wir beim Schreiben nicht gedacht haben. Vielleicht können Sie aus eigenem Erleben ein Beispiel beisteuern, das etwas besonders gut verdeutlicht. Dann freuen wir uns über Ihre E-Mail an *clusterkopfschmerzbuch@uni-mainz.de*. Hilfreiches Feedback können wir bei einer künftigen Überarbeitung berücksichtigen. Bitte haben Sie Verständnis, dass unter der angegebenen E-Mail-Adresse keine Beratung oder ähnliches erfolgen kann.

Wir hoffen, dass wir mit unserem Ratgeber wichtige Impulse geben und zur Verbesserung der Versorgung von Personen mit Clusterkopfschmerz beitragen können.

Timo Klan, Anna-Lena Guth und Charly Gaul

Inhaltsverzeichnis

Geleitwort		**5**
von Jakob C. Terhaag		
Vorwort		**7**
Übersicht über das elektronische Zusatzmaterial		**13**
Hinweise zur Nutzung des Buches		**14**
1	**Was Sie über die Erkrankung wissen sollten**	**17**
1.1	Was ist Clusterkopfschmerz?	17
1.2	Wie entsteht Clusterkopfschmerz?	25
1.3	Wie wird die Diagnose gestellt?	28
1.4	Abgrenzung zu anderen Kopfschmerzerkrankungen	30
1.5	Andere trigeminoautonome Kopfschmerzerkrankungen und ihre Therapie	32
1.6	Wie wird Clusterkopfschmerz behandelt?	36
1.7	Häufige Begleiterkrankungen	38
1.8	Suizidalität	42
1.9	Was ist Krankheitsbewältigung und wie kann sie hilfreich sein?	45
	Besonders wichtig	49
	Praxisübung zu Kapitel 1	50

2 Attackenmanagement – Behandlung der akuten Attacke ... 52
- 2.1 Welche Möglichkeiten zur Attackenbehandlung gibt es? ... 52
- 2.2 Kurzzeitprophylaxe des Clusterkopfschmerzes ... 60
- 2.3 Was tun, wenn die Attackenbehandlung nicht hilft? ... 65
- 2.4 Was kann man noch tun? ... 65
- Besonders wichtig ... 74
- Praxisübung zu Kapitel 2 ... 75

3 Attackenvorbeugung – prophylaktische Maßnahmen ... 76
- 3.1 Welche Medikamente zur Prophylaxe sind die erste Wahl? ... 77
- 3.2 Welche Medikamente zur Prophylaxe gibt es noch? ... 84
- 3.3 Ausgeglichener Lebensstil ... 92
- 3.4 Neurostimulation ... 95
- Besonders wichtig ... 98
- Praxisübung zu Kapitel 3 ... 99

4 Das Leben organisieren – Unterstützung erhalten ... 101
- 4.1 Das soziale Netz ... 103
- 4.2 Kommunikationsregeln – wie man mit anderen reden sollte ... 106
- 4.3 Professionelle Unterstützung ... 111
- 4.4 Sozialrechtliche Fragen ... 114
- 4.5 Tipps für Angehörige ... 119
- 4.6 Wenn die eigenen Kinder Clusterkopfschmerz haben ... 124
- Besonders wichtig ... 126
- Praxisübung zu Kapitel 4 ... 127

5 »Resilienz« – die Widerstandskraft stärken ... 129
- 5.1 Selbstwirksamkeit ... 130
- 5.2 Emotionsregulation ... 131
- 5.3 Selbstmitgefühl ... 132

5.4	Ziel- und Werteorientierung	135
5.5	Dankbarkeit	136
	Besonders wichtig	138
	Praxisübung zu Kapitel 5	138

Quellen und weiterführende Literatur **140**

Zusatzmaterial zum Download **145**

Übersicht über das elektronische Zusatzmaterial

> Den Weblink, unter dem die Zusatzmaterialien zum Download verfügbar sind, finden Sie ganz hinten in diesem Buch unter ▶ Kap. Zusatzmaterial zum Download.

- Übungsblatt 1: Clusterkopfschmerzhaus
- Übungsblatt 2: Attackenbehandlung
- Übungsblatt 3: Den inneren Akku aufladen
- Übungsblatt 4: Unterstützung erhalten
- Übungsblatt 5: Resilienz – auch mit Beschwerden ein erfülltes Leben haben

Hinweise zur Nutzung des Buches

Mit diesem Buch sollen Sie über den derzeitigen Wissensstand zu Clusterkopfschmerz und anderen trigeminoautonomen Kopfschmerzen informiert werden. Dargestellt werden die Diagnose, Erkenntnisse zur Krankheitsentstehung sowie die akute und die vorbeugende Behandlung. Es sollen Unterstützungsmöglichkeiten und der Einfluss des eigenen Umgangs mit der Erkrankung aufgezeigt werden. Das Buch ist daher wie ein Trainingsprogramm aufgebaut, es soll Sie für den Umgang mit der Erkrankung »fit« machen. Das Programm besteht aus fünf Kapiteln zu wichtigen Bereichen:

1. »Was Sie über die Erkrankung wissen sollten«
   Dieses Kapitel enthält Informationen zum Erscheinungsbild sowie zur Entstehung und Diagnostik trigeminoautonomer Kopfschmerzen. Es wird ein Überblick über die Behandlungsmöglichkeiten gegeben. Außerdem wird auf das Thema Krankheitsbewältigung eingegangen.
2. »Attackenmanagement – Behandlung der akuten Attacke«
   In diesem Kapitel werden alle gängigen Behandlungsmöglichkeiten der akuten Clusterkopfschmerzattacke vorgestellt. Neben der medikamentösen Behandlung werden unterstützende Verhaltensmaßnahmen wie zum Beispiel das Aufsuchen eines sicheren Rückzugsortes beschrieben.
3. »Attackenvorbeugung – prophylaktische Maßnahmen«
   Im 3. Kapitel werden Medikamente vorgestellt, die zur Vorbeugung von Clusterkopfschmerzattacken eingesetzt werden können. Außerdem enthält das Kapitel Empfehlungen zu einem günstigen Lebensstil.
4. »Das Leben organisieren – Unterstützung erhalten«
   In diesem Kapitel werden Möglichkeiten beschrieben, wie Sie sich bei der Bewältigung der Erkrankung von anderen Personen und Einrich-

tungen unterstützen lassen können. Es wird darauf eingegangen, wie geeignete und kompetente Behandler gefunden werden können. Zusätzliche bietet das Kapitel Tipps für Angehörige, die von der Erkrankung häufig mitbetroffen sind.

5. »Resilienz – die Widerstandskraft stärken«
In diesem Kapitel wird beschrieben, was man unter Resilienz versteht und wie Sie Ihre eigene Belastbarkeit erhöhen können. Erläutert werden Strategien, die Ihnen im Umgang mit der Erkrankung hilfreich sein können.

In jedem Kapitel gibt es zu Beginn eine Zielformulierung. Anschließend erhalten Sie wichtige Informationen zu dem Thema. Für den schnellen Leser gibt es mit der Rubrik »Besonders wichtig« eine Zusammenfassung. Danach folgt eine Übung, die auf den Inhalten des Kapitels aufbaut. Hier können Sie selbst aktiv werden und Ihren Umgang mit der Erkrankung weiter verbessern. In einigen Kapiteln sind zusätzliche kleinere Übungen enthalten, die ergänzend eingesetzt werden können.

Das vorliegende Buch ist also mehr als nur ein reiner Ratgeber – es soll zum aktiven Überlegen und zu Verhaltensänderungen anregen. Dabei sollten Sie beachten, nur die Maßnahmen in Ihren Alltag einzubauen, die für Sie persönlich hilfreich sind. Nicht alles, was wir vorstellen, wird jeder als gleich geeignet und hilfreich erleben. Je mehr Sie ausprobieren, desto wahrscheinlicher ist es, dass Sie Hilfreiches für den eigenen Alltag entdecken. Ziel dieses Buches ist es, Ihre Fähigkeiten, d.h. Kompetenzen im Umgang mit der Erkrankung zu verbessern. Das Programm heißt daher: *Clusterkopfschmerz-Kompetenz-Training.*

Es ist sinnvoll, bei Kapitel 1 anzufangen und nach Abschluss eines Kapitels jeweils das nächste zu beginnen, also schrittweise vorzugehen. Manchmal kann es sinnvoll sein, ein Kapitel zu wiederholen. Nehmen Sie sich die Zeit, die Sie brauchen und gehen Sie in Ihrem eigenen Tempo vor. Da der Clusterkopfschmerz unter den trigeminoautonomen Kopfschmerzen am häufigsten vorkommt, liegt hierauf der Schwerpunkt. Personen mit selteneren trigeminoautonomen Kopfschmerzerkrankungen finden in dem Buch jedoch ebenfalls Unterstützung – viele der beschriebenen Maßnahmen lassen sich auch hier gut anwenden. Das Buch kann aber auch als Informationsquelle genutzt werden, wenn Sie sich gezielt über ein Medikament oder eine Behandlung informieren möchten.

Viel Erfolg!

1 Was Sie über die Erkrankung wissen sollten

Ziele dieses Kapitels

- Sie wissen über die Grundlagen trigeminoautonomer Kopfschmerzen Bescheid (Diagnosemerkmale, Entstehung, Behandlungsmöglichkeiten).
- Sie lernen das Bewältigungsmodell (»Clusterkopfschmerzhaus«) kennen und haben sich einer Bewältigungsaufgabe (»Etage«) zugeordnet.

1.1 Was ist Clusterkopfschmerz?

»Die Schulter verspannt, mein Arm wandert, wie ein Muss, über den Kopf. Die typischen Anzeichen einer neuen Attacke. Der Schmerz beginnt, ich hole meine Akutmedikation und in meinem Kopf sind immer wieder die gleichen Worte: ›NEIN, NEIN, hau ab, lass mich in Ruhe, lass mich endlich in Ruhe! Ich kann dich nicht mehr ertragen. Hau' endlich ab und lass mich in Frieden.‹ Mal ist es eine stille Konversation, oft auch laut. Je schlimmer die Attacke ist, schreie, heule oder winsele ich diese Worte. Es schränkt mich so ein, in meinem Handeln, in meinem sozialen Umfeld, in der Arbeitswelt. Es verändert alles.«
Nicole M., leidet seit vielen Jahren an einem chronischen Clusterkopfschmerz

1 Was Sie über die Erkrankung wissen sollten

»Ein Leben mit Cluster ist in meinem Fall nichts Schönes bei täglich 3–5 Attacken. Er schränkt mein Leben komplett ein, auf der Arbeit und auch im privaten Umfeld. Sollte mal eine Pause kommen, bin ich wie ein neuer Mensch. Das normale Leben kommt dann zurück.«
Daniel Z., leidet seit vielen Jahren an einem chronischen Clusterkopfschmerz

Trigeminoautonome Kopfschmerzen wie der Clusterkopfschmerz zählen zu den schmerzhaftesten Erkrankungen, die es gibt. In einer im Jahr 2021 veröffentlichten Umfrage wurde die Schmerzintensität von Clusterkopfschmerz deutlich höher als die Schmerzintensität bei anderen Ereignissen (z. B. Geburtsschmerz, Bauchspeicheldrüsenentzündung, Stichwunde, Migräneattacke) eingeschätzt (Burish et al. 2021). Zwar ist der Clusterkopfschmerz keine tödliche Erkrankung und kann häufig gut behandelt werden – allerdings ist die Erkrankung nicht heilbar. Dadurch ist die Lebensqualität oft erheblich beeinträchtigt und die Lebensplanung kann durch die Erkrankung deutlich beeinflusst oder bestimmt werden. Der Clusterkopfschmerz kann sich auf unterschiedliche Lebensbereiche wie das Familienleben, die Partnerschaft, Freunde, Ausbildung, Beruf und Arbeitskollegen sowie Hobbies und Freizeit auswirken.

Die Clusterkopfschmerzerkrankung und andere trigeminoautonome Kopfschmerzerkrankungen gehören zu den *primären* Kopfschmerzerkrankungen. Die Einteilung in primäre und sekundäre Kopfschmerzerkrankungen wird in der Internationalen Kopfschmerzklassifikation (»International Classification of Headache Disorders«) vorgenommen. Die Unterschiede zwischen primären und sekundären Kopfschmerzen sind in ▶ Tab. 1.1 dargestellt.

Das entscheidende Kennzeichen primärer Kopfschmerzen ist, dass der Kopfschmerz die Erkrankung selbst darstellt. Bei primären Kopfschmerzen geht man von einer Funktionsstörung als Ursache der Erkrankungen aus. Es ist aber noch nicht für alle Kopfschmerzerkrankungen genau geklärt, wie es zu dieser Funktionsstörung kommt.

1.1 Was ist Clusterkopfschmerz?

Tab. 1.1: Primäre und sekundäre Kopfschmerzen

	Primäre Kopfschmerzen	Sekundäre Kopfschmerzen
Definition:	Kopfschmerz selbst ist die Erkrankung	Kopfschmerz ist die Folge oder ein Symptom einer anderen Erkrankung/Ursache
Ursache:	vorübergehende Funktionsstörung	andere Erkrankung oder Ursache, z. B. Infektion, Tumor oder Unfall
Gefährlichkeit:	nicht lebensbedrohlich	kann bei bestimmten Erkrankungen lebensbedrohlich sein
Beispiele:	Migräne, Kopfschmerz vom Spannungstyp, trigeminoautonome Kopfschmerzen inkl. Clusterkopfschmerz	Katerkopfschmerz, Kopfschmerz bei einer Hirnhautentzündung (Meningitis), Kopfschmerz nach Schädelverletzung
Behandlung:	Therapie der Schmerzattacken, vorbeugende Behandlung (Prophylaxe), Umgang mit der Schmerzerkrankung	wenn möglich Behandlung der auslösenden Erkrankung, Behandlung der Schmerzen, Umgang mit der Schmerzerkrankung

Bei den sekundären Kopfschmerzen ist der Kopfschmerz das Symptom, also die Folge einer anderen Erkrankung oder Ursache (z. B. Kater nach Alkoholkonsum, Hirnhautentzündung, Gefäßerkrankung). Sekundäre Kopfschmerzen können auch die Folge einer unmittelbar lebensbedrohlichen Erkrankung sein (wie z. B. bei der Hirnhautentzündung). Hier gilt es, die eigentliche Krankheitsursache zu behandeln (z. B. Einnahme von Antibiotikum bei bakterieller Meningitis). Auch beim Clusterkopfschmerz gibt es sekundäre Erkrankungsformen, deshalb ist eine sorgfältige Diagnostik zu Erkrankungsbeginn notwendig.

Merkmale von Clusterkopfschmerz

Kennzeichen der trigeminoautonomen Kopfschmerzerkrankungen sind in Attacken auftretende, einseitige Kopfschmerzen von meist äußerst starker Intensität. Der Kopfschmerz tritt dabei im Bereich der Augenhöhle und der Umgebung des Auges (Schläfe, Stirn, Oberkiefer) auf und kann in andere Bereiche des Kopfes ausstrahlen. Typische Begleiterscheinungen können Augentränen sowie eine Schwellung und das Herabhängen (Ptosis) des Augenlids sein. Die Pupille kann in der Attacke kleiner sein als auf der Gegenseite (Miosis). Weitere Begleiterscheinungen sind Naselaufen oder eine verstopfte Nase (▶ Abb. 1.1). Die Begleiterscheinungen treten auf der vom Schmerz betroffenen Seite des Kopfes auf. Da diese typischen Begleiterscheinungen vom *autonomen* Nervensystem bzw. dem Gesichtsnerv (*Nervus trigeminus*) gesteuert werden, wurde die Bezeichnung *trigeminoautonome* Kopfschmerzen gewählt. Weitere Merkmale sind innere Unruhe oder ein starker Bewegungsdrang während der Kopfschmerzattacke. Unterschieden werden dabei das Wippen mit dem Oberkörper (»rocking«) und das unruhige Umherlaufen (»pacing around«). Auch ein dumpfer Druck auf dem Ohr auf der Kopfschmerzseite kann ein Symptom des Clusterkopfschmerzes sein.

Die verschiedenen trigeminoautonomen Kopfschmerzarten unterscheiden sich hauptsächlich aufgrund der Dauer und Häufigkeit der Kopfschmerzattacken. Bei Clusterkopfschmerz treten meist 1–8 Attacken pro Tag auf, diese haben unbehandelt eine Dauer von 15–180 Minuten. Dies sind die von der Internationalen Kopfschmerzgesellschaft (International Headache Society, IHS) festgelegten Diagnosekriterien. Das heißt jedoch nicht, dass alle Betroffenen mit Clusterkopfschmerz zu 100% diesen Kriterien entsprechen müssen. So sind die Rötung und das Tränen des Auges sehr häufig, die verkleinerte Pupille wird seltener beobachtet. Auch kann ein Betroffener phasenweise mehr als acht Attacken am Tag oder auch mehrere attackenfreie Tage in Folge aufweisen und die Diagnose kann trotzdem gestellt werden. Außerdem gibt es Betroffene, die ähnlich wie bei einer Migräneattacke über Übelkeit, Licht- und Geräuschempfindlichkeit als zusätzliche Symptome klagen. In einigen wenigen Fällen wird sogar eine Aura berichtet, die mit den Attacken einhergeht. Die Diagnosekriterien sollen die diagnostische Sicherheit erhöhen und eine klare Abgren-

1.1 Was ist Clusterkopfschmerz?

zung zu anderen Kopfschmerzerkrankungen ermöglichen. Die anderen Formen werden in ▶ Kap. 1.5 genauer beschrieben.

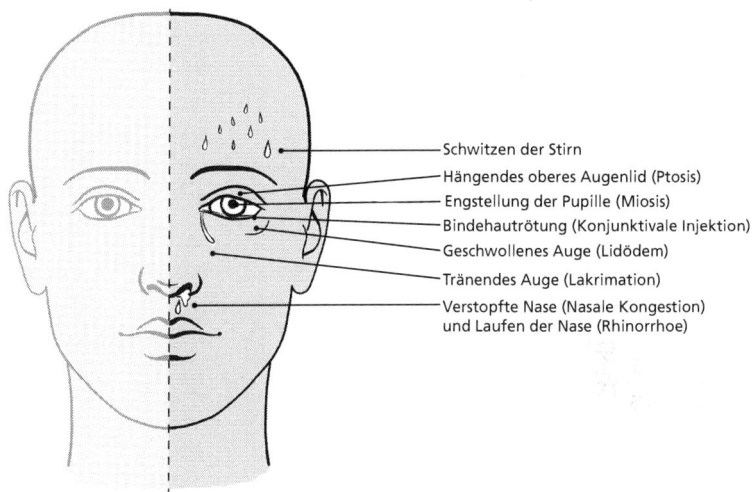

Abb. 1.1: Merkmale von Clusterkopfschmerz

Eine besondere Form von Clusterkopfschmerzattacken stellen die »kalten Attacken« dar. Diesen Begriff haben Betroffene selbst geprägt. Der Begriff beschreibt das Phänomen, dass Clusterkopfschmerzattacken ohne Schmerz auftreten, was sich zunächst wie ein Widerspruch anhört. Berichtet werden solche Attacken häufig am Beginn oder Ende einer Clusterkopfschmerzepisode oder auch unter einer gut wirksamen Therapie. Betroffene bemerken zum Beispiel ein Jucken um das Auge und ein leichtes Augentränen, haben das Gefühl, eine Attacke beginne jetzt gleich. Es tritt jedoch kein Schmerz auf und die anderen Beschwerden klingen wieder ab. Solche Attacken können von Betroffenen selbst als Warnzeichen genommen werden, dass in den nächsten Tagen eine neue Episode beginnt und es besteht die Möglichkeit, sich aktiv vorzubereiten (zum Beispiel überprüfen, dass Sauerstoff und ein Triptan zur Akuttherapie verfügbar sind). Clusterattacken können spontan ohne Auslöser auftreten oder durch äußere Einflüsse (z. B. Alkoholkonsum) ausgelöst werden.

1 Was Sie über die Erkrankung wissen sollten

Eine erste Darstellung von clusterkopfschmerzartigen Beschwerden stammt aus dem 17. Jahrhundert: Der niederländische Arzt Nicolaas P. Tulp beschrieb im Jahr 1641 einen Patienten mit extrem starkem Kopfschmerz, bei dem die Kopfschmerzattacken meist nicht länger als zwei Stunden andauerten. Zu Beginn des 20. Jahrhunderts lieferten die Ärzte Robert Bing und Bayard T. Horton Beschreibungen dieses Krankheitsbildes und berichteten über erste Therapieversuche. Damals gab es viele Bezeichnungen für dieses Krankheitsbild. Eine Bezeichnung war – in Anlehnung an die beiden genannten Ärzte – das Bing-Horton-Syndrom. Als im Jahr 1952 von Kunkle und Kollegen bei der Beschreibung dieser Kopfschmerzart der Begriff »Cluster« verwendet wurde, war der auch heute noch gültige Name »Clusterkopfschmerz« geboren. Mit dem Begriff »Cluster« (englisch für »Gruppe, Bündel, Anhäufung«) wird auf das gehäufte Auftreten der Kopfschmerzattacken in zeitlich abgrenzbaren Episoden Bezug genommen.

Häufigkeit der Erkrankung

In Deutschland sind ungefähr 120.000 Personen, das heißt ca. 0,15 % aller Menschen von Clusterkopfschmerz betroffen. Auch weltweit liegt die Häufigkeit für Clusterkopfschmerz zwischen 0,10 und 0,20 %. Der Clusterkopfschmerz ist somit zwar insgesamt recht selten, aber die mit Abstand häufigste Form der trigeminoautonomen Kopfschmerzerkrankungen. Meistens tritt die Clusterkopfschmerzerkrankung erstmals nach dem 20. Lebensjahr auf. Allerdings ist auch ein Beginn im Kindesalter möglich. Kinder scheinen insgesamt zehn Mal seltener betroffen zu sein als Erwachsene. Am häufigsten beginnt die Erkrankung zwischen dem 25. und dem 30. Lebensjahr, bei Frauen beginnt die Erkrankung tendenziell etwas später. Männer sind etwa zwei- bis dreimal so häufig betroffen wie Frauen.

Episodischer und chronischer Clusterkopfschmerz

Es können zwei Formen des Krankheitsverlaufes unterschieden werden, der episodische und der chronische Clusterkopfschmerz. Beim wesentlich häufiger vorkommenden »episodischen Clusterkopfschmerz« wechseln

1.1 Was ist Clusterkopfschmerz?

sich aktive Phasen, die durch meist tägliche Attacken gekennzeichnet sind, mit längeren Phasen der Attackenfreiheit ab. Häufig beginnen Episoden eines Clusterkopfschmerzes mit einzelnen, nur in der Nacht auftretenden leichten Attacken im Abstand einiger Tage. Dann kann es über eine Woche zur Zunahme kommen. Die Attacken treten dabei täglich und später auch mehrfach täglich auf. Dieses Phänomen wird als »ramp up« bezeichnet. Dieser langsame Beginn der Episode sollte genutzt werden, um sich auf die Episode vorzubereiten (zum Beispiel einen raschen Termin beim Arzt zu vereinbaren und den Vorrat an Medikation zu überprüfen). Die aktiven Phasen dauern oft mehrere Wochen bis Monate, die attackenfreien Phasen dauern Monate bis Jahre. Wenn die aktive Phase jedoch ein Jahr oder länger andauert und es nur kurze Phasen der Attackenfreiheit gibt (weniger als drei Monate), dann spricht man von »chronischem Clusterkopfschmerz«. In den meisten Fällen (ca. 85–90 % der Betroffenen) liegt ein episodischer Clusterkopfschmerz vor. Die Clusterepisoden treten oft ein- bis zweimal pro Jahr auf, typischerweise im Frühjahr und/oder Herbst (▶ Abb. 1.2), dies wird als »circannuale Rhythmik« bezeichnet. Es ist bislang unklar, warum es in diesen Jahreszeiten zum gehäuften Auftreten von Kopfschmerzattacken kommt.

Die Unterscheidung zwischen episodischem und chronischem Clusterkopfschmerz ist bedeutsam, da die Behandlung etwas unterschiedlich erfolgt. Ein Übergang von einem episodischen in einen chronischen Clusterkopfschmerz ist möglich und erfolgt häufig über Jahre, in denen die Episoden immer länger werden. Weniger häufig kommt es vor, dass die Erkrankung von Anfang an chronisch verläuft. Auch ein Wechsel vom chronischen Erkrankungsverlauf in einen episodischen Verlauf ist möglich.

Auch wenn man davon ausgeht, dass ein Clusterkopfschmerz immer einseitig ist, so berichten im Verlauf ihres Lebens doch mehr als 10 % aller Betroffenen mit Clusterkopfschmerz einen Seitenwechsel. Seitenwechsel treten am häufigsten von einer Episode zur nächsten auf. Manchmal kommt es auch dazu, dass einzelne Attacken in einer Episode auf der Gegenseite auftreten. Ein wahlloses Hin- und Herwechseln von Attacke zu Attacke muss allerdings sehr an der korrekten Diagnose zweifeln lassen. Als sehr belastend wird es von den Betroffenen erlebt, wenn eine Episode endet

1 Was Sie über die Erkrankung wissen sollten

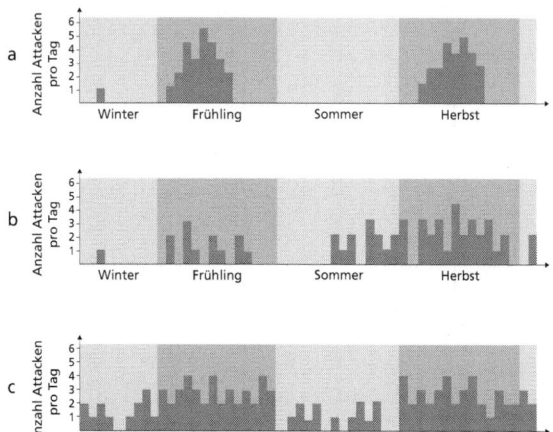

Abb. 1.2: a: Episodischer Clusterkopfschmerz, **b:** Übergang vom episodischen zum chronischen Clusterkopfschmerz, **c:** Chronischer Clusterkopfschmerz (Darstellung nach Gaul et al. 2021, Abbildung 28, Abdruck mit freundlicher Genehmigung)

und direkt eine Episode auf der Gegenseite beginnt, auch das kann gelegentlich geschehen.

In der aktiven Phase treten die Kopfschmerzattacken häufig zu bestimmten festen Uhrzeiten auf. Typisch ist ein Muster von drei Zeitpunkten mit einer erhöhten Wahrscheinlichkeit für Attacken: der späte Abend, mitten in der Nacht und der frühe Morgen. Dieses Phänomen wird als »circadiane Rhythmik« bezeichnet. Der exakte Zeitpunkt ist jedoch von Person zu Person verschieden, auch gibt es Unterschiede zwischen verschiedenen Nationalitäten, was an unterschiedlichen Lebensgewohnheiten, aber auch unterschiedlichen Umweltbedingungen (z. B. Lichtverhältnisse) liegen kann.

1.2 Wie entsteht Clusterkopfschmerz?

Die genaue Ursache der Erkrankung Clusterkopfschmerz ist nach wie vor ungeklärt. Es ist weder bekannt, was zur Auslösung einer Episode führt, noch ist völlig klar, wie es zur Auslösung der einzelnen Kopfschmerzattacken kommt. Aus Erfahrungsberichten von Betroffenen weiß man, dass vor allem Alkohol, Stressbelastungen, Gerüche und bestimmte Nahrungsmittel einzelne Attacken auslösen können. Es ist allerdings unklar, wie die Attackenauslösung genau funktioniert. Außerdem gibt es Attacken, die spontan, das heißt ohne konkreten Auslöser entstehen (▶ Abb. 1.3). Fest steht, dass nicht jeder Mensch Clusterkopfschmerzattacken haben kann. Es müssen im Gehirn bestimmte Voraussetzungen gegeben sein. Wie genau diese Voraussetzungen aussehen, ist bislang ebenfalls unklar. Sicherlich spielen genetische Faktoren (»Veranlagung«) eine gewisse Rolle bei der Entstehung der Erkrankung. Ein konkretes »Clusterkopfschmerz-Gen« konnte bislang nicht identifiziert werden. Es gibt gelegentlich Familien, in denen der Clusterkopfschmerz bei Geschwistern oder über mehrere Generationen auftritt.

Beteiligte Gehirnstrukturen

Angenommen wird u. a. eine Funktionsstörung im Hypothalamus sowie ein Ungleichgewicht zwischen dem *Nervus vagus* und dem sympathischen Nervensystem, die beide zum unwillkürlichen (autonomen) Nervensystem gehören. Das autonome Nervensystem kontrolliert die Funktion innerer Organe und zum Beispiel die der Tränendrüse und der Schweißdrüsen. Auch bei Personen mit einer Clusterkopfschmerzerkrankung können nicht immer gleichermaßen Attacken ausgelöst werden. Es ist unklar, welche Veränderungen im Gehirn dazu führen, dass Attacken ausgelöst werden können.

An der Entstehung des Clusterkopfschmerzes sind mehrere Strukturen des Gehirns beteiligt (▶ Abb. 1.4). Wie bei den meisten Kopfschmerzerkrankungen spielt der *Nervus trigeminus* (5. Hirnnerv) eine wesentliche Rolle. Dort wird u. a. der Botenstoff »Calcitonin Gene-Related Peptide«

1 Was Sie über die Erkrankung wissen sollten

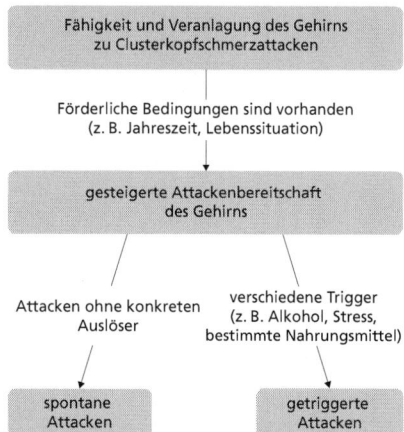

Abb. 1.3: Entstehung von Clusterkopfschmerzattacken

(CGRP) freigesetzt, der in den Clusterkopfschmerzattacken ausgeschüttet wird. Botenstoffe (in der Fachsprache Neuropeptide und Neurotransmitter genannt) dienen der chemischen Übertragung von Signalen. Der Botenstoff CGRP führt zur Erweiterung von Blutgefäßen. Allerdings ist es fraglich, ob die Erweiterung der Blutgefäße maßgeblich zur Schmerzentstehung beiträgt. Die zusätzlich zum Schmerz auftretenden Begleiterscheinungen (zum Beispiel Naselaufen, verstopfte Nase, Augentränen und Herabhängen des Augenlides) entstehen durch ein Ungleichgewicht des autonomen Nervensystems. Wegen der Beteiligung des *Nervus trigeminus* und des autonomen Nervensystems erklärt sich der Name »trigeminoautonome« Kopfschmerzen.

Grundlage der Verbindung des *Nervus trigeminus* zum autonomen Nervensystem ist der trigeminoautonome Reflex. Eine wichtige Schaltstation des autonomen Nervensystems am Kopf stellt das *Ganglion sphenopalatinum* (oder auch *Ganglion pterygopalatinum* genannt) dar. Ein Ganglion ist ein Nervenknoten, das heißt, hier sind mehrere Nervenbahnen miteinander verbunden. Die Bedeutung dieses Ganglions zeigte sich schon vor vielen Jahren durch Injektion von Lokalanästhetika oder Alkohol in der Behandlung des Clusterkopfschmerzes. Später wurde ein Stimulator entwickelt, dessen Stimulationselektrode in dieses Ganglion ragte. Durch Stimulation ließen sich nicht nur die autonomen Symptome des

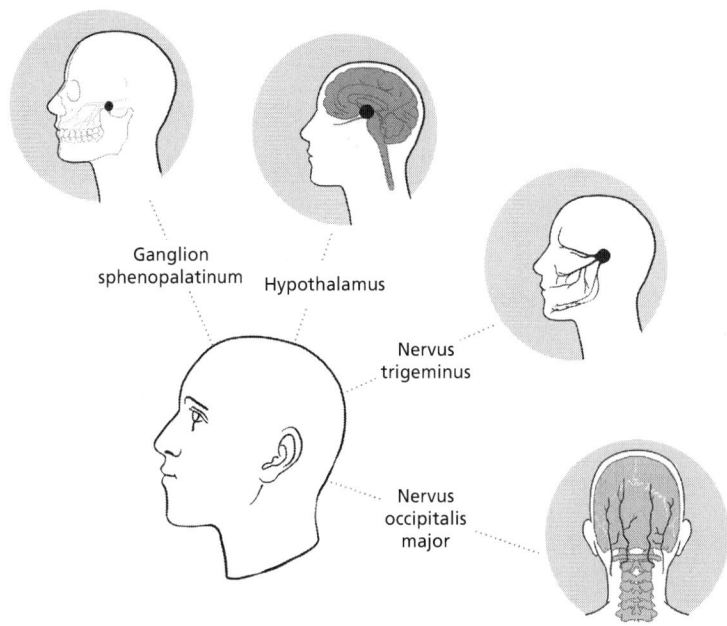

Abb. 1.4: Strukturen, die an der Entstehung von Clusterkopfschmerz beteiligt sind

Clusterkopfschmerzes, sondern auch die Schmerzen beeinflussen. Dies weist auf die vermutlich hohe Bedeutung dieses Ganglions bei Clusterkopfschmerzen hin.

Der *Nervus occipitalis major* (»großer Hinterhauptnerv«) zieht aus dem oberen Bereich der Halswirbelsäule über den Hinterkopf. Seine Impulse werden im Hirnstamm gemeinsam mit Signalen aus dem *Nervus trigeminus* verarbeitet. Dadurch werden sowohl Nacken- als auch Hinterkopfschmerzen erklärt. Außerdem kann man so verstehen, dass man durch eine occipitale Nervenblockade (▶ Kap. 2.2) und die Occipitalisnervenstimulation den Clusterkopfschmerz beeinflussen kann.

Eine wichtige Rolle spielt außerdem der Hypothalamus. Dies ist eine Hirnregion, die mit der inneren Uhr verknüpft und an der Regulation des Tag-Nacht-Rhythmus beteiligt ist. Es ist noch nicht abschließend geklärt, ob eine Funktionsstörung des Hypothalamus die tatsächliche Ursache von Clusterkopfschmerzattacken ist.

1.3 Wie wird die Diagnose gestellt?

Ein häufiges Problem ist, dass die Diagnose einer Clusterkopfschmerzerkrankung nicht oder nur mit jahrelanger Verzögerung gestellt wird. Aber nur wenn die Diagnose korrekt gestellt ist, dann wird aus dem Unbekannten, den Attacken, denen die Betroffenen zunächst hilflos ausgeliefert sind, etwas, womit man umgehen kann. Die korrekte Diagnose ist die Voraussetzung für eine gezielte Behandlung, mit der man die Krankheit dann auch ein Stück weit beherrschen kann. Auch ist keineswegs unbedeutend, welcher trigeminoautonome Kopfschmerz diagnostiziert wird – denn erst die exakte diagnostische Zuordnung ermöglicht die erfolgreiche Behandlung. Außerdem ist es wichtig, mit einer richtigen Diagnosestellung andere, möglicherweise lebensgefährliche Erkrankungen als Ursache für die Kopfschmerzen auszuschließen (▶ Kap. 1.4).

Von der Internationalen Kopfschmerzgesellschaft wurden die folgenden Kriterien für die Diagnose »Clusterkopfschmerz« festgelegt (Headache Classification Committee of the International Headache Society 2018). Die wesentlichen Merkmale von Clusterkopfschmerz sind demnach:

1. Wiederholte (mindestens fünf) Attacken von starken oder sehr starken einseitigen Schmerzen im Bereich der Augenhöhle, die 15 bis 180 Minuten dauern.
2. Die Attacken sind von mindestens einem der beiden folgenden Merkmale begleitet:
   a) autonome Begleitsymptome (mindestens ein Symptom) auf der Schmerzseite:
      – gerötetes oder tränendes Auge,
      – Naselaufen oder verstopfte Nase,
      – Lidschwellung,

- Schwitzen (Stirn oder Gesicht),
- Pupillenverengung oder Herabhängen des Augenlids und/oder
b) körperliche Unruhe oder Bewegungsdrang
3. Die Attacken treten in der aktiven Krankheitsphase mindestens einmal jeden zweiten Tag und maximal achtmal pro Tag auf.

Um das Vorliegen einer anderen, möglicherweise gefährlichen Erkrankung auszuschließen, ist immer eine Diagnostik durch einen Facharzt (Neurologe) angebracht. Sehr hilfreich kann es sein, wenn Betroffene mit dem Handy ein kurzes Video ihrer Attacken anfertigen. Dem mit der Erkrankung erfahrenen Arzt kann das bei der Diagnosestellung häufig weiterhelfen. In vielen Studien wird von jahrelanger Verzögerung bis zur korrekten Diagnosestellung berichtet. Dies hat mehrere Ursachen. Termine beim Facharzt sind häufig mit einer längeren Wartezeit verbunden. Wenn die Clusterepisode vor diesem Termin endet, gehen viele Betroffene nicht mehr zum Arzt, eben weil die Kopfschmerzen vorüber sind. Dieser Kreislauf kann im Folgejahr bei der nächsten Clusterepisode von vorne beginnen. Wenn ein Arzt Erfahrung mit dem Krankheitsbild Clusterkopfschmerz hat, erhöht sich die Wahrscheinlichkeit, dass er die Erkrankung erkennt, deutlich. Es sind allerdings nicht alle Neurologen oder Schmerztherapeuten auch Kopfschmerzexperten, daher empfiehlt sich das gezielte Aufsuchen von Ärzten mit entsprechender Expertise. Hinweise für das Finden eines geeigneten Facharztes finden sich in ▶ Kap. 4.3.

Falls bei Ihnen noch keine gesicherte Clusterkopfschmerz-Diagnose vorliegt, können Sie die Wahrscheinlichkeit dieser Diagnose mit folgendem *Selbsttest* (Kopfschmerz-Schnelltest in Anlehnung an Göbel 2020) bestimmen:

1. Treten die Kopfschmerzattacken einseitig im Augenbereich mit einer Dauer von 15 Minuten bis 3 Stunden auf?
Ja ☐   Nein ☐
2. Werden die Kopfschmerzen auf der gleichen Seite von einer oder mehreren der folgenden Beschwerden begleitet: Augenrötung, Augentränen, verstopfte Nase, Naselaufen, innere Unruhe oder Bewegungsdrang?
Ja ☐   Nein ☐

3. Treten die Attacken bis zu 8 x pro Tag auf?

   Ja ☐   Nein ☐

Wenn Sie von den drei Fragen mindestens zwei mit »Ja« beantwortet haben, ist das Vorliegen einer Clusterkopfschmerzerkrankung wahrscheinlich.

Es gibt allerdings auch Betroffene, die an Clusterkopfschmerzen leiden und nicht alle Diagnosekriterien exakt erfüllen. Hier kann die Diagnose »wahrscheinliche Clusterkopfschmerzerkrankung« gestellt werden. Außerdem gibt es manchmal Überlappungen zur Migräne mit Auftreten von Übelkeit, seltener sogar Erbrechen sowie Licht- und Geräuschempfindlichkeit. Sehr selten ist auch das Auftreten von Auren im Vorfeld der Attacke (z. B. Flimmerskotom wie bei Migräneattacken) berichtet worden. Eine Überlappung zur Trigeminusneuralgie (Gesichtsschmerz) ist ebenfalls möglich. Dann treten neben den Clusterattacken noch kurze, sekundendauernde elektrisch einschießende Schmerzen im Gesicht auf. Man spricht dann von einem »Cluster-Tic-Syndrom«.

Die diagnostischen Besonderheiten der anderen trigeminoautonomen Kopfschmerzerkrankungen (z. B. SUNCT und SUNA) werden in ▶ Kap. 1.5 beschrieben. Diese sind seltener und manchmal schwierig zu diagnostizieren. Gelegentlich kann es auch noch komplexer werden, vereinzelt kann eine trigeminoautonome Kopfschmerzerkrankung in eine andere übergehen. So kann eine Zeit lang eine paroxysmalen Hemikranie bestehen, die dann in einen Clusterkopfschmerz übergeht und hinterher erneut zu einer paroxysmalen Hemikranie wird.

1.4 Abgrenzung zu anderen Kopfschmerzerkrankungen

Zur Diagnostik gehört immer eine Kernspintomographie des Schädels, um andere Erkrankungen nicht zu übersehen. Auch gutartige, zum Teil hormonproduzierende Tumoren (z. B. ein Prolaktinom) der Hirnanhangsdrüse (Hypophyse) und einige andere Erkrankungen können Beschwerden wie beim Clusterkopfschmerz verursachen. Allein aufgrund der Beschwerdeschilderung der Betroffenen (Anamnese) und der körperlichen Untersuchung kann man diese Erkrankungen nicht erkennen, deshalb ist eine Kernspintomographie unabdingbar.

Lebensbedrohliche Erkrankungen

Auch Gefäßwandeinrisse der Halsschlagadern (Dissektionen) können Clusterkopfschmerzattacken auslösen. Diese können spontan oder bei einer Verletzung der Halswirbelsäule (z. B. durch einen Auffahrunfall oder eine chirotherapeutische Behandlung) auftreten. Es kann dabei sogar zum Hängen des Augenlides und zur Verkleinerung der Pupille kommen, da Nervenfasern des autonomen Nervensystems in der Gefäßwand der vorderen Halsschlagader (*Arteria carotis*) verlaufen. Diese Möglichkeiten sind vor allem beim ersten Auftreten der Erkrankung zu untersuchen. In der Regel kann die Diagnostik beim niedergelassenen Arzt erfolgen, selten ist deshalb eine stationäre Aufnahme erforderlich. Wenn jedoch der Verdacht besteht, dass eine andere Erkrankung die Ursache für die Beschwerden ist (zum Beispiel eine Gefäßdissektion) oder wenn man aufgrund einer diagnostischen Unsicherheit die Attacken beobachten möchte, dann kann eine Krankenhausaufnahme zur Diagnostik sinnvoll sein.

Allerdings ist es nicht sinnvoll, beim Auftreten einer Attacke die Notaufnahme eines Krankenhauses aufzusuchen, nur um die Sauerstoffinhalation auszutesten. Da die Attacken kurz sind und oft nächtlich auftreten, stellt dieses Vorgehen einen unnötigen Stressor für den Betroffenen und die Mitarbeiter in der Klinik dar.

Primär schlafgebundener Kopfschmerz

Nicht zu den trigeminoautonomen Erkrankungen wird der »primär schlafgebundene Kopfschmerz« (Hypnic Headache) gerechnet. Da es beim primär schlafgebundenen Kopfschmerz zu Attacken von Kopfschmerzen ausschließlich aus dem Schlaf herauskommt, kann dieser mit einem

Clusterkopfschmerz verwechselt werden. Der primär schlafgebundene Kopfschmerz tritt meist beidseitig und nur manchmal mit autonomen Begleitsymptomen auf. Typischerweise beginnt ein primär schlafgebundener Kopfschmerz erst nach dem 50. Lebensjahr, selten auch früher. Zur Akuttherapie der Attacken helfen koffeinhaltige Analgetika und häufig auch Triptane. Die prophylaktische Behandlung kann mit einer Tasse Kaffee am Abend erfolgen. Zur medikamentösen Behandlung sind Lithium und zum Teil Topiramat wirksam. Die Behandlung des primär schlafgebundenen Kopfschmerzes sollte bei einem Kopfschmerzspezialisten erfolgen.

1.5 Andere trigeminoautonome Kopfschmerzerkrankungen und ihre Therapie

Unter den trigeminoautonomen Kopfschmerzen ist der Clusterkopfschmerz die häufigste Erkrankung. Andere trigeminoautonome Kopfschmerzerkrankungen sind deutlich seltener als der Clusterkopfschmerz. Diese (z. B. Paroxysmale Hemikranie) sind meist durch kürzer andauernde, aber häufiger auftretende Attacken gekennzeichnet. Eine Überlappung zum Clusterkopfschmerz ist jedoch möglich, so dass bei der Diagnosestellung nicht immer ganz klar ist, welche trigeminoautonome Kopfschmerzerkrankung vorliegt. Eine Sonderstellung nimmt die »Hemicrania continua« ein, diese ist – wie der Zusatz »continua« verdeutlicht – durch einen Dauerkopfschmerz gekennzeichnet. Bei allen diesen seltenen Erkrankungen sollte neben einer neurologischen Untersuchung eine Kernspintomographie des Schädels erfolgen, um andere Erkrankungen nicht zu übersehen. Die Behandlung von trigeminoautonomen Kopfschmerzerkrankungen sollte immer bei einem Kopfschmerzspezialisten erfolgen. Wie Sie einen Kopfschmerzspezialisten finden, ist in ▶ Kap. 4.3 beschrieben.

Paroxysmale Hemikranie

Eng verwandt mit dem Clusterkopfschmerz ist die paroxysmale Hemikranie. Wesentliches Unterscheidungsmerkmal ist die kürzere Dauer und höhere Anzahl der Attacken. Auch bei der paroxysmalen Hemikranie werden ein episodischer Verlauf (wiederkehrende Kopfschmerzepisoden von einigen Wochen oder Monaten Dauer) von einem chronischen Verlauf (ganzjähriges Auftreten der Erkrankung mit einer attackenfreien Zeit von höchstens drei Monaten) unterschieden. Die Attacken bei einer paroxysmalen Hemikranie dauern zwischen 2 und 30 Minuten an, meist dauern sie nur wenige Minuten. Bei einer 20 Minuten andauernden Attacke kann es sich also sowohl um eine Attacke einer paroxysmalen Hemikranie als auch um eine Clusterkopfschmerzattacke handeln. Die Kopfschmerzklassifikation fordert das Auftreten von mindestens fünf Attacken am Tag bei einer paroxysmalen Hemikranie.

Es kommt genau wie bei Clusterkopfschmerz auch zu autonomen Begleitsymptomen wie Naselaufen, verstopfter Nase, Augenrötung, Augentränen und einem Herabsinken des Augenlides sowie zur Bewegungsunruhe. Im Gegensatz zum Clusterkopfschmerz ist ein Auftreten zu bestimmten Uhrzeiten oder Zeiten im Jahresverlauf allerdings nicht typisch. Eine Akuttherapie dieser kurzen Schmerzattacken ist nicht möglich, Sauerstoff und Triptane wirken zur Behandlung nicht.

Ein weiteres Diagnosekriterium stellt das positive Ansprechen auf Indometacin, ein stark entzündungshemmendes Schmerzmittel (Antirheumatikum) dar. Dies ist so typisch, dass das komplette Verschwinden des Kopfschmerzes nach der Einnahme von Indometacin als Diagnosekriterium gilt. Indometacin sollte zumindest bis zu einer Dosis von 150 mg täglich versuchsweise eingesetzt werden. Wenn unklar ist, ob eine paroxysmale Hemikranie oder eine Clusterkopfschmerzerkrankung vorliegt, sollte eine Testbehandlung mit Indometacin durchgeführt werden. Ein typisches Dosierungsschema beinhaltet eine Behandlung mit 3 x täglich 25 mg Indometacin über drei Tage und anschließend eine Behandlung mit 3 x 50 mg Indometacin über fünf Tage. Indometacin kann erhebliche Magen-Darm-Beschwerden verursachen, deshalb sollte dieses Medikament immer einmal täglich mit der Einnahme eines Protonenpumpenhemmstoffes (»Magenschutz«, z. B. Pantroprazol) kombiniert werden. Üblicherweise wird Indometacin so hoch aufdosiert, dass die Kopfschmerzattacken vollständig verschwinden und dann wird schrittweise soweit reduziert, wie es notwendig ist, um den Kopfschmerz gerade noch zu unterdrücken. Die Dauertherapie mit Indometacin sollte mit der niedrigsten notwendigen Dosis (Erhaltungsdosis) erfolgen. Kommt es zu Bauchschmerzen oder Blut im Stuhl, dann muss diese Therapie beendet werden. Auch Schwindel und diffuse Kopfschmerzen sind häufige Nebenwirkungen. Da die Erkrankung episodisch auftreten kann, kann im Abstand einiger Monate ein Versuch der weiteren Dosisreduktion erfolgen. Eine Therapie mit Indometacin erfordert eine regelmäßige ärztliche Betreuung und auch Laborkontrollen der Leber- und Nierenwerte sowie des Blutdruckes. Problematisch ist, dass bei unzureichender Verträglichkeit nur wenige Therapiealternativen zur Verfügung stehen. Versucht werden andere entzündungshemmende Substanzen wie COX-2-Hemmer, Gabapentin oder Topiramat. Wenn die Attacken einer paroxysmalen Hemikranie sehr kurz sind, können diese auch mit Short-lasting unilateral neuralgiform headache attacks (siehe nächstes Kapitel) oder einer Trigeminusneuralgie verwechselt werden, bei der es gelegentlich auch zum Tränen und zur Rötung eines Auges kommen kann.

Short-lasting unilateral neuralgiform headache attacks

Kurz dauernde einseitig einschießende Attacken (wie ein kurzer Stromschlag) mit zusätzlichen Zeichen der Aktivierung des autonomen Nervensystems werden als »Short-lasting unilateral neuralgiform headache attacks« bezeichnet. Dabei werden zwei Unterformen unterschieden, je nachdem, welche Begleitsymptome auftreten. Kommt es zur Augenrötung und zum Augentränen auf der Kopfschmerzseite, spricht man vom SUNCT-Syndrom (Short-lasting unilateral neuralgiform headache attacks with conjunctival injection and tearing), kommt es nur zu einem der beiden Begleitsymptome (Augentränen oder Augenrötung) wird dies als SUNA-Syndrom bezeichnet (Short-lasting unilateral neuralgiform headache attacks with cranial autonomic symptoms).

Die Unterscheidung der beiden Unterformen ist nicht immer klar und hat für die Betroffenen keine wesentliche Bedeutung. Beide Krankheitsbilder können episodisch oder chronisch auftreten. Eine akute Attacken-

1.5 Andere trigeminoautonome Kopfschmerzerkrankungen und ihre Therapie

behandlung ist nicht möglich. Die Behandlung kann mit Lamotrigin, einem Medikament zur Behandlung der Epilepsie versucht werden. Wichtig ist, dass das Lamotrigin langsam aufdosiert wird (üblicherweise Dosiserhöhungen nicht schneller als um 25 mg alle zwei Wochen), da bei zu rascher Aufdosierung das Risiko für das Auftreten eines Hautausschlages steigt, der dann zum Absetzen einer gut wirksamen Behandlung zwingen kann. Die Dosierungen, die nötig sind, um erfolgreich ein SUNCT- oder SUNA-Syndrom zu behandeln, sind variabel. Es kann sein, dass zweimal täglich 200 mg eingenommen werden müssen. Der Vorteil der Behandlung mit Lamotrigin ist, dass diese in den allermeisten Fällen gut verträglich ist.

Wichtig ist die diagnostische Abgrenzung zur Trigeminusneuralgie, bei der es ebenfalls zu Sekunden andauernden elektrisierenden Schmerzen im Bereich des Auges kommen kann. Bei der Trigeminusneuralgie kommt es gelegentlich auch zum Augentränen oder einer Augenrötung. Diese wird aber mit Carbamazepin behandelt und ganz typisch ist das Auslösen der Attacken durch Kauen oder Sprechen.

Hemicrania continua

Die Hemicrania continua ist ebenfalls ein seltener trigeminoautonomer Kopfschmerz. Der Kopfschmerz ist einseitig ausgeprägt und tritt als Dauerkopfschmerz auf, der sich in Attacken verstärken kann. Insbesondere bei dieser attackenartigen Kopfschmerzzunahme kommt es zu autonomen Begleitsymptomen (Tränen des Auges oder Augenrötung auf der Seite der Kopfschmerzen, laufende oder verstopfte Nase, Schwitzen und Bewegungsunruhe). Deshalb wird diese Erkrankung ebenfalls den trigeminoautonomen Kopfschmerzerkrankungen zugeordnet. Auch die Behandlung der Hemicrania continua erfolgt wie die der paroxysmalen Hemikranie mit Indometacin (▶ Kap. Paroxysmale Hemikranie). Bei der Hemicrania continua werden ein Verlauf mit Phasen der Schmerzfreiheit und ein kontinuierliches Auftreten ohne schmerzfreie Zeiten unterschieden. Eine Akuttherapie bei Schmerzzunahme mit Sauerstoff oder Triptanen ist bei der Hemicrania continua nicht wirksam. Manchmal fällt es schwer, eine streng einseitige chronische Migräne von der Hemicrania continua zu unterscheiden. Eine Migräne beginnt üblicherweise nicht mit einem kontinuierlichen Dauerschmerz, streng einseitig kann sie gelegentlich sein. Auch hier hilft die sorgfältige Befragung durch den Arzt nach Begleitsymptomen und vor allem die Frage nach dem Beginn der Erkrankung weiter.

1.6 Wie wird Clusterkopfschmerz behandelt?

In der Behandlung von Clusterkopfschmerz werden die Attackentherapie (Akutbehandlung) der Schmerzen und die vorbeugende Therapie (Prophylaxe) unterschieden. Eine Sonderform ist die Kurzzeitprophylaxe (Übersicht ▶ Abb. 1.5).

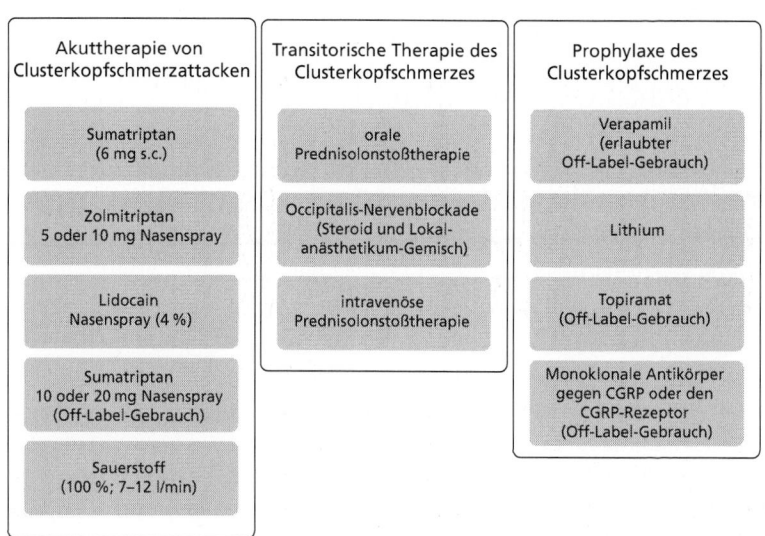

Abb. 1.5: Medikamentöse Behandlung von Clusterkopfschmerz

1.6 Wie wird Clusterkopfschmerz behandelt?

Akutbehandlung

Das Ziel der Akutbehandlung ist eine möglichst schnelle Schmerzlinderung beziehungsweise ein möglichst schnelles Ende der Attacke. Es stehen verschiedene Medikamente zur Verfügung. Wirksam sind vor allem die Inhalation von reinem Sauerstoff über eine geschlossene Mund-Nasen-Maske aus einer Druckflasche sowie die Gabe von Triptanen als Nasenspray oder Subkutaninjektion (Spritze unter die Haut, die der Betroffene selbst anwenden kann). In beiden Fällen (Sauerstoffinhalation: Schmerzfreiheit bei 78 % der Attacken, Sumatriptaninjektion: Schmerzreduktion bei 75 % der Betroffenen innerhalb von 15 Minuten) kann von einem hohen Wirkungsgrad ausgegangen werden. Daneben gibt es eine Reihe von unterstützenden Begleitmaßnahmen (z. B. Aufsuchen eines Rückzugsortes). In ▶ Kap. 2 »Attackenmanagement« wird genauer auf die Akutmaßnahmen eingegangen.

Kurzzeitprophylaxe

Eine besondere Behandlungsform ist die Kurzzeitprophylaxe. Diese bietet sich an, wenn eine Clusterkopfschmerzepisode neu auftritt oder wenn es im Verlauf zu einer übermäßigen Häufung von Attacken kommt. Hier ist das Ziel, kurzfristig die Attackenzahl deutlich zu reduzieren. Es werden vor allem Kortison und okzipitale Nervenblockaden eingesetzt (▶ Kap. 2.2).

Attackenvorbeugung

Zur Prophylaxe, das heißt zur langfristigen Verringerung von Attackenhäufigkeit und Attackenschwere, gibt es ebenfalls einige Medikamente. Von diesen ist derzeit nur Lithium zugelassen. Für das Medikament Verapamil besteht eine besondere Form der Zulassung, eine erlaubte Off-Label-Anwendung (▶ Kap. 3.1). Daneben kann sich eine Veränderung des Lebensstils (z. B. Verringerung von Stressbelastungen) günstig auswirken, hier liegen allerdings noch kaum Studien zur Effektivität vor.

Die Behandlung der anderen trigeminoautonomen Kopfschmerzerkrankungen unterscheidet sich von der Behandlung des Clusterkopfschmerzes deutlich, es werden andere Medikamente eingesetzt und vor allem ist bei keiner dieser anderen Diagnosen eine Attackenbehandlung möglich. Die Therapie der anderen trigeminoautonomen Kopfschmerzerkrankungen wird in ▶ Kap. 1.5 vorgestellt.

1.7 Häufige Begleiterkrankungen

Da trigeminoautonome Kopfschmerzen vor allem in den aktiven Phasen mit großer Belastung und Leidensdruck einhergehen, haben Betroffene ein erhöhtes Risiko, psychisch zu erkranken. Neben den Belastungen durch den Schmerz selbst sind auch unerwünschte Wirkungen von Medikamenten und die Beeinträchtigungen im Alltag relevant. Ganz wichtig ist hier zum Beispiel die Tagesmüdigkeit durch die kraftzehrende Unterbrechung des Schlafes aufgrund von Attacken in der Nacht. Die Erkrankung kann sich auf Familie und Freundschaften negativ auswirken. Ursache hierfür kann unter anderem sein, dass Betroffene in den Attacken sehr gereizt sind und lieber in Ruhe gelassen werden wollen.

Es kann sowohl zu Beginn der Erkrankung als auch im späteren Verlauf sein, dass die krankheitsbedingten Belastungen nicht mehr ausgeglichen werden können und sich eine Angststörung oder eine Depression entwickelt. Eine Depression oder Angststörung führt dann zur Zunahme des Leids und ist für sich genommen behandlungsbedürftig. Zudem kann sich eine psychische Begleiterkrankung ungünstig auf das Schmerzerleben auswirken. Die Wahrscheinlichkeit, mit einer Clusterkopfschmerzerkrankung eine Depression zu entwickeln, ist im Vergleich zu Menschen ohne Clusterkopfschmerzen bis zu dreifach erhöht (Louter et al. 2016). Risikofaktoren, zusätzlich psychisch zu erkranken, sind etwa eine unzureichende Clusterkopfschmerzbehandlung (nicht wirksame Akutmedikation, keine ausreichend wirksame Prophylaxe), ein höheres Alter bei Erkrankungsbeginn und eine hohe Anzahl täglicher Attacken. Bei chronischem Clusterkopfschmerz scheint das Risiko für psychische Begleiterkrankungen noch etwas höher zu sein als bei episodischem Clusterkopfschmerz. Schutzfaktoren sind hingegen eine wirksame Kopfschmerzbehandlung und eine niedrigere Anzahl der Attacken pro Tag. Weitere Schutzfaktoren sowie Maßnahmen zu deren Förderung werden ausführlich in ▶ Kap. 5 beschrieben.

Wie erkenne ich eine Depression?

Niedergeschlagenheit, Erschöpfung, Lustlosigkeit oder ein gestörter Schlaf sind bei chronischen Schmerzen häufig und zunächst normale, nachvollziehbare Reaktionen. Gerade der Schlaf kann beim Clusterkopfschmerz auch durch die Erkrankung selbst stark gestört werden. Diese Beschwerden bedeuten nicht sofort, dass eine Depression vorliegt. Wenn die Beschwerden aber mehrere Wochen andauern und intensiver werden, sollte eine Depressions-Diagnostik durch einen Experten in Erwägung gezogen werden. Anzeichen einer depressiven Erkrankung können sein:

- Länger andauernde niedergeschlagene Stimmung. Die Niedergeschlagenheit dauert länger als sonst an (mehrere Tage am Stück). Positive Erlebnisse (z. B. Essen gehen mit Freunden) können die Stimmungslage nicht mehr »aufhellen«.
- Ausgeprägte Lustlosigkeit. Das Interesse an Aktivitäten, die eigentlich Freude bereiten (z. B. Hobby), sinkt.
- Zunehmende Erschöpfung, Antriebslosigkeit und sozialer Rückzug. Müdigkeit tritt bereits nach kleineren Anstrengungen auf. Es fällt schwer, sich zu alltäglichen Arbeiten (z. B. aufräumen) aufzuraffen. Der Kontakt mit anderen Menschen wird als kräftezehrend erlebt und vermieden.
- Zunehmend negative Sicht auf sich selbst. Man kann sich selbst immer weniger leiden und traut sich immer weniger zu.
- Ausgeprägte Schuldgefühle. Schuldgefühle können entstehen, wenn ein Betroffener in der Attacke gereizt war und danach feststellt, dass er sich gegenüber dem Partner oder Kindern unfair verhalten hat. Schuldgefühle können auch entstehen, wenn ein Betroffener am Arbeitsplatz wegen der Clusterattacken ausfällt und weiß, dass die Kollegen die Arbeit mit übernehmen müssen, man ihm gleichzeitig außerhalb der At-

tacken die Schwere der Erkrankung jedoch nicht ansieht. Schuldgefühle können dann Anzeichen einer depressiven Erkrankung sein, wenn diese länger andauern und auch nach einem klärenden Gespräch (z. B. wenn der Partner Verständnis für das gereizte Verhalten geäußert hat) immer noch bestehen bleiben.

- Verstärkte Konzentrationsschwierigkeiten und zunehmende Vergesslichkeit. Bereits das Lesen eines einfachen Buches fällt schwer und es werden in ungewohntem Ausmaß alltägliche Dinge vergessen.
- Zunehmende lebensmüde Gedanken. Dieses Thema ist so wichtig, dass es im nächsten Kapitel (▶ Kap. 1.8 »Suizidalität«) ausführlicher beschrieben wird.

Mit folgendem Zwei-Fragen-Test (aus der Nationalen Versorgungsleitlinie Unipolare Depression, www.leitlinien.de/depression) können Sie das Vorliegen einer Depression prüfen:

1. »Fühlten Sie sich im letzten Monat häufig niedergeschlagen, traurig bedrückt oder hoffnungslos?«
2. »Hatten Sie im letzten Monat deutlich weniger Lust und Freude an Dingen, die Sie sonst gerne tun?«

Wenn Sie beide Fragen mit »Ja« beantworten, sollten Sie einen Arzt oder Psychotherapeuten aufsuchen, um über diese Beschwerden zu sprechen und eine Diagnosestellung zu ermöglichen.

Wie erkenne ich eine Angsterkrankung?

Es ist normal, Angst zu haben. Erst, wenn die Ängste übermäßig, unkontrollierbar und unbegründet sind, kann die Diagnose einer Angsterkrankung gestellt werden. Bei trigeminoautonomen Kopfschmerzen gibt es verschiedene Ängste, die erst einmal nur Begleiterscheinungen der Kopfschmerzerkrankung sind und noch keine eigene Angsterkrankung darstellen. Solche Ängste sind zum Beispiel:

1.7 Häufige Begleiterkrankungen

- Ängste vor auftretenden Attacken oder Attacken-Auslösern:
  In der Attacke wird ein Kontrollverlust erlebt, Betroffene fühlen sich dann oft hilflos und ausgeliefert. Manche befürchten, dass sie den Schmerz nicht aushalten können und haben bereits zum Jahresende Sorgen vor dem Frühjahr, da sie eine erneute Episode befürchten.
- Ängste vor Flugreisen:
  Manche Betroffene haben Angst, bei einer Flugreise nicht an ihre Attacken-Medikation zu kommen. Hier ist es sinnvoll, sich im Vorfeld eine ärztliche Bescheinigung zur Mitnahme der Attacken-Medikation (z. B. Sauerstoffflasche) erstellen zu lassen und sich bei der jeweiligen Fluggesellschaft über Mitnahmebedingungen zu informieren.
- Ängste vor dem Einschlafen:
  Wegen des nächtlichen Auftretens von Kopfschmerzattacken sind diese Ängste bei Betroffenen häufig. Manche Betroffene vermeiden daher zu schlafen oder zögern den Schlaf hinaus. Dies ist nicht sinnvoll, da das Schlafdefizit dann immer größer wird.
- Todesängste:
  Zu Beginn der Erkrankung erleiden manche Betroffene oft auch Todesangst. Dies ist besonders dann der Fall, wenn die Beschwerden noch nicht eingeordnet werden können oder wenn keine angemessene medikamentöse Behandlung erfolgt.

Auch wenn all diese Ängste noch keine eigenständige Erkrankung sind, ist es sinnvoll, diese beim Arzt anzusprechen und ggf. einen Psychotherapeuten aufzusuchen, denn auch diese Ängste können zu Beeinträchtigung und Leidensdruck führen.

Daneben können zusätzlich (als eigenes Krankheitsbild) bestimmte Angststörungen auftreten. Häufige Angststörungen sind:

- Panikstörung:
  Es treten Panikattacken »aus heiterem Himmel« auf. Hierbei kommt es zu intensiver Angst in Verbindung mit körperlichen Beschwerden wie Herzrasen, Schweißausbrüchen, Zittern, Mundtrockenheit, Schwindel und Übelkeit. Eine Panikattacke dauert meist nur wenige Minuten. Die Betroffenen erleben während der Panikattacke oft Todesangst (»Es

könnte ein Herzinfarkt oder Schlaganfall sein«) und fürchten sich nachfolgend vor weiteren Panikattacken (»Angst vor der Angst«).
- Agoraphobie (= Angst an öffentlichen Plätzen):
Aus Angst vor Panikattacken werden bestimmte öffentliche Situationen gemieden. Dies sind meist Situationen, die nicht ohne Weiteres verlassen werden können (zum Beispiel Menschenmengen, Reisen, öffentliche Verkehrsmittel). Manchmal wird das Haus nicht mehr oder nur in Begleitung verlassen. Bis zu etwa einem Drittel der Personen mit Clusterkopfschmerz leidet unter agoraphobischen Ängsten.
- Soziale Phobie:
Es besteht eine ausgeprägte, übermäßige Angst, sich in sozialen Situationen (z. B. auf einer Feier oder bei einem Wortbeitrag in einer Besprechung) zu blamieren oder von anderen Personen negativ bewertet zu werden. Dabei besteht die starke Befürchtung, peinliches Verhalten zu zeigen oder durch Angstsymptome (z. B. Erröten, Zittern) negativ aufzufallen.

Diese Ängste können gut behandelt werden und sollten daher beim Arzt oder einem Psychotherapeuten angesprochen werden.

1.8 Suizidalität

Etwa 9,7 % der Bevölkerung in Deutschland berichten, dass sie schon einmal ernsthaft darüber nachgedacht haben, sich das Leben zu nehmen. Einen Suizidversuch berichten 1,7 % (Teismann et al. 2022a). Das bedeutet, dass längst nicht alle Menschen, die über einen Suizid nachdenken, auch tatsächlich einen Suizidversuch begehen. Lebensmüde Gedanken kommen bei Personen mit Clusterkopfschmerz etwa doppelt so häufig vor wie in der übrigen Bevölkerung. Tatsächliche Suizidversuche sind erfreulicherweise sehr selten. Der für Clusterkopfschmerz viel zitierte Begriff »Selbstmordkopfschmerz« ist nicht hilfreich, dieser Ausdruck schürt eher zusätzliche Ängste. So legt dieser Begriff nahe, dass man nichts gegen die

Erkrankung tun kann. Wenn Betroffene alle Behandlungsmöglichkeiten wahrnehmen und ärztlich gut versorgt sind, ist es möglich, *mit* der Erkrankung zu leben (▶ Kap, 1.9).

Über den Tod nachzudenken, etwa in der Form, nicht mehr aufwachen zu wollen, ist oft Ausdruck von psychischer und körperlicher Belastung. Solche Gedanken sind als Warnzeichen auf jeden Fall ernst zu nehmen, vor allem, wenn sie wiederholt auftreten. Dann ist es ist wichtig, die Belastung zu reduzieren. Es kann sehr entlastend und hilfreich sein, sich einer Person aus dem professionellen Bereich anzuvertrauen. Geeignete Ansprechpartner können der behandelnde Neurologe, der Schmerztherapeut, der Psychotherapeut oder auch der Hausarzt sein. Spätestens wenn ein tatsächlicher Wunsch besteht, nicht mehr zu leben, Gedanken konkreter werden (Pläne, Recherchen, Abschied), muss Hilfe in Anspruch genommen werden. Es gibt verschiedene Möglichkeiten, sich gegen einen Suizidversuch zu wappnen. Diese können ebenfalls mit einem Psychotherapeuten erarbeitet werden, einige werden nachfolgend beschrieben.

Hope Box

Eine »Hope Box« ist eine Schachtel, in der kleine Gegenstände deponiert werden, die persönliche Gründe für das Weiterleben liefern. Es sollten Gegenstände sein, die verschiedene Sinne ansprechen (z. B. Sehen: Foto von geliebten Personen, Hören: Tonträger mit Lieblingsmusik, Riechen: angenehme Gewürze, Schmecken: Süßigkeiten, Fühlen: Stein). Weitere Beispiele finden sich (in englischer Sprache) unter: https://www.papyrus-uk.org/wp-content/uploads/2018/09/Hope-box.pdf. Auf die Hope Box kann im Falle einer suizidalen Krise (suizidale Gedanken werden immer stärker) zurückgegriffen werden.

Notfallplan

Der Notfallplan ist ein wichtiges Mittel, um suizidalen Krisen, d. h. drängenden Selbstmordgedanken zu begegnen. Ein guter Notfallplan sollte schriftlich vorliegen und mindestens folgende vier Elemente enthalten:

1. Beschreibung von Frühwarnzeichen einer suizidalen Krise (»Woran merken Sie, dass der Notfallplan eingesetzt werden sollte?«).
2. Verhaltensweisen, die allein umgesetzt werden können (»Was können Sie selbst tun, um die Suizidgedanken nicht in die Tat umzusetzen?«). Hilfreich können z. B. sein: Duschen, Walking-Runde, Musik oder die Hope Box.
3. Kontaktpersonen aus dem privaten Umfeld (»Wen könnten Sie kontaktieren, der Sie in Ihrer Krisensituation unterstützt?«). Es ist bei einem solchen Kontakt übrigens nicht unbedingt erforderlich, über die suizidalen Gedanken zu reden.
4. Kontakt zu professionellen Einrichtungen/Personen. Hier sollten die Kontaktdaten von entsprechenden Einrichtungen (z. B. Telefonseelsorge, behandelnder Psychotherapeut, Klinik) eingetragen werden.

Es ist natürlich sinnvoll, den Notfallplan *vor* dem Auftreten einer suizidalen Krise zu erstellen. Eine Anleitung zur Erstellung eines Notfallplans sowie einen Vordruck zum Download finden Sie unter: https://www.suizidpraevention-dresden.de/fuer-betroffene/. Bei der Entwicklung eines Notfallplans sollten Sie sich wenn möglich von einem Psychotherapeuten (▶ Kap. 4.3) unterstützen lassen. Ein Notfallplan kann im Laufe des Lebens verändert bzw. an die aktuelle Lebenssituation angepasst werden.

Professionelle Hilfsangebote

Wenn lebensmüde Gedanken sehr stark bzw. drängend sind und eine akute Gefährdung für das eigene Leben besteht, ist das ein Notfall und Sie erhalten sofort Hilfe von folgenden Stellen:

- Rettungsdienst (Telefon: 112)
- Kliniken für Psychiatrie und Psychotherapie (bitte kontaktieren Sie die nächstgelegene Einrichtung).
- Telefonseelsorge (Telefon: 0800 111 0 111 oder 0800 111 0 222, www.telefonseelsorge.de/suizidpraevention/

1.9 Was ist Krankheitsbewältigung und wie kann sie hilfreich sein?

Trigeminoautonome Kopfschmerzen sind nicht heilbar, die Betroffenen können sich nie sicher sein, dass die Erkrankung nicht wieder kommt. Trotz allem kann man die Erkrankung behandeln. Wie im vorherigen Abschnitt deutlich wurde, kann die Belastung im Zuge der Erkrankung so stark werden, dass zusätzlich eine Depression oder Angsterkrankung auftritt. Wichtig ist es daher, die eigenen Fertigkeiten im Umgang mit der Erkrankung zu verbessern. Man spricht hier von »Krankheitsbewältigung«. Bei der Bewältigung von Krankheiten gibt es geeignete (»günstige«) und weniger geeignete (»ungünstige«) Verhaltensweisen. Als günstige Krankheitsbewältigung kann zum Beispiel ein fürsorglicher Umgang mit sich und das Pflegen von Freundschaften trotz Beeinträchtigung gewertet werden. Auch das Beibehalten von angenehmen oder sinnstiftenden Aktivitäten trotz Beschwerden kann sich günstig auswirken. Dies mag in aktiven Episoden bisweilen schwierig sein oder teils unmöglich erscheinen. Vielen Betroffenen dienen aber genau solche Dinge (Musikinstrument, Malen, Handarbeit, Tiere) als wichtige Energiequelle und Ablenkung (▶ Fallbeispiel: günstige Krankheitsbewältigung).

Eine ungünstige Krankheitsbewältigung kann die Beeinträchtigungen durch die Erkrankung noch erhöhen und zu zusätzlicher Belastung führen. So können sich übermäßige Ängste, aber auch ein übermäßiges Durchhalten negativ auf die Lebensqualität auswirken. Zum Beispiel kann bei Betroffenen, die nach kräftezehrenden Clusterattacken keine Pause einlegen und sich keine Erholung gönnen, der Akku schneller »leerlaufen«.

Fallbeispiel: günstige Krankheitsbewältigung

Herr F., 42 Jahre alt, episodischer Clusterkopfschmerz, berichtet in der Sprechstunde beim Facharzt: »In den letzten Wochen hatte ich bis zu sieben Attacken pro Tag. Mein Akku ist am Ende des Tages dann völlig leer. Ich habe dann eigentlich zu nichts mehr Lust, obwohl ich doch ein lebensfroher Mensch bin. Es ist gut, dass Sie mich für die letzten drei

1 Was Sie über die Erkrankung wissen sollten

> Wochen krankgeschrieben haben. Mein Arbeitgeber weiß über meine Erkrankung Bescheid und er weiß, dass ich mich nur krankschreiben lasse, wenn es mir wirklich schlecht geht. Arbeiten im Haushalt oder Einkäufe konnte ich in den letzten drei Wochen kaum noch erledigen. Meine Partnerin hat Verständnis, sie besorgt das Nötigste und manches lassen wir uns bringen. Am Abend spiele ich etwas Musik mit meiner Gitarre, das gibt mir wieder Kraft.«

Eine erfolgreiche Krankheitsbewältigung beinhaltet, die neue Situation anzunehmen und die Erkrankung zu akzeptieren. Das ist leichter gesagt als getan. Die Nichtakzeptanz der Erkrankung kann jedoch ein Hindernis für ein gutes Leben auch *mit* Clusterkopfschmerz sein. So können andauerndes Hadern, ein ständiger Kampf gegen die Erkrankung und die erfolglose Suche nach einem einfachen Heilmittel Energie und Zeit binden, die besser in günstige Krankheitsbewältigung und schöne Dinge fließen sollte. Wichtig ist es, als Betroffener eine spezialisierte und fachgerechte Behandlung in Anspruch zu nehmen und sich von anderen unterstützen zu lassen. Krankheitsbewältigung ist ein aktiver Prozess, der erfahrungsgemäß aus mehreren Etappen besteht (▶ Abb. 1.6 und ▶ Fallbeispiele: Etappen der Krankheitsbewältigung). In jeder Etappe gibt es unterschiedliche Herausforderungen und Aufgaben. Das Ziel der letzten Etappe ist es, die Erkrankung als Teil des Lebens zu akzeptieren und trotzdem ein sinnerfülltes Leben zu führen. Das Übungsblatt 1 (»Clusterkopfschmerzhaus«) kann Ihnen helfen, herauszufinden, in welcher Etappe Sie sich gerade befinden.

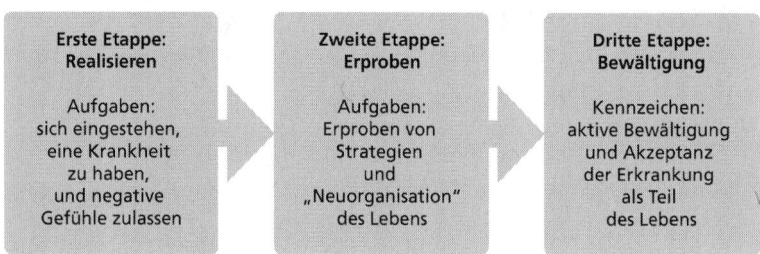

Abb. 1.6: Die drei Etappen der Krankheitsbewältigung

1.9 Was ist Krankheitsbewältigung und wie kann sie hilfreich sein?

Die *erste Etappe* bei der Krankheitsbewältigung besteht im Realisieren der Erkrankung und im Verstehen der damit einhergehenden Konsequenzen. Dabei helfen Gespräche mit dem Arzt, anderen Betroffenen und verlässliche Informationsmaterialien (▶ Kap. 4). Manche Menschen, die die Diagnose »Clusterkopfschmerz« erhalten, reagieren mit Verzweiflung. Andere erleben dagegen Entlastung, weil sie den Beschwerden einen Namen geben können und eine Vorstellung erhalten, was weiter auf sie zukommt. Bei der Realisierung der Erkrankung und den damit verbundenen Einschränkungen kommen meist intensive Gefühle auf. Dies können Angst, Wut, Trauer und Niedergeschlagenheit, manchmal auch Scham sein. Befürchtungen und Sorgen können sich auf den Krankheitsverlauf beziehen (z. B. »Was ist, wenn die Medikamente nicht mehr wirken?«). Weitere Befürchtungen beziehen sich auf die Reaktionen anderer, auf den Schmerz selbst, auf Nebenwirkungen von Medikamenten oder darauf, der Situation nicht gewachsen zu sein. Unterschiedliche Gefühle zu erleben und zu durchleben ist ein wichtiger Teil von Krankheitsbewältigung. Trauergefühle sind normal, wenn jemand einen Verlust realisiert und diesen annimmt. Da auch eine Krankheit einen Verlust (z. B. von bestimmten Lebenszielen) bedeuten kann, kommt der Trauer bei der Krankheitsbewältigung eine Schlüsselrolle zu. Ungünstiges Verhalten (zum Beispiel übertriebenes Zusammenreißen, Gefühle unterdrücken) kann dazu beitragen, dass Druck und Anspannung bestehen bleiben oder sich weiter erhöhen. Wichtig ist es aber auch, in den starken Gefühlen nicht dauerhaft »stecken zu bleiben«.

Die *zweite Etappe* besteht darin, sich an die neue Situation anzupassen und Strategien zu erproben. Das beinhaltet die praktische Organisation und Bewältigung des Alltags *mit* Attacken. Wichtige Herausforderungen sind der Umgang mit Schlafmangel, die Planung von Arztterminen sowie die Organisation und Handhabung von Hilfsmitteln und Medikamenten oder wie man mit anderen darüber spricht (Kinder, Partner, Beruf). Darüber hinaus hat eine solche Erkrankung Auswirkungen darauf, wie man sich selbst sieht (eigene Werte und Ziele, Selbstbild, Selbstachtung) oder stellt eigene Annahmen über die Welt (z. B. »Junge Menschen sind doch nicht chronisch krank.«, »Mir passiert sowas nicht.«) auf die Probe. Sich hierbei neu aufzustellen, ist eine Herausforderung.

Schließlich folgen als *dritte Etappe* die Neuorientierung, Akzeptanz und aktive Bewältigung. Hier wird der Clusterkopfschmerz als Teil des Lebens angenommen. Der Erkrankung wird ein Platz im Leben gegeben (wenn auch als ungebetener Gast), daneben werden Lebensziele neu formuliert oder angepasst. Ungünstig kann hier sein, wenn jemand in Gedanken immer wieder im »Leben davor« steckt, statt sich auf eine neue Perspektive einzulassen. Es ist wichtig, sich zu vergegenwärtigen, dass es auch mit Clusterkopfschmerzen oft möglich ist, ein gutes und erfolgreiches Leben zu führen, eine Familie zu gründen und einem Beruf nachzugehen. Bekannte Beispiele für beruflichen Erfolg sind die Schauspieler Daniel Radcliffe (»Harry Potter«) und Bjarne Mädel (»Tatortreiniger«, »Mord mit Aussicht«) oder der Schriftsteller Franz Kafka. Vielen Betroffenen ist es gelungen, auch mit der Erkrankung ihren Weg zu gehen. Dies ist gerade zu Beginn der Erkrankung eine wichtige und entlastende Erkenntnis, die gut im Austausch mit anderen Betroffenen gewonnen werden kann.

Fallbeispiele: Etappen der Krankheitsbewältigung

Fallbeispiel für die Etappe »Realisieren«
Herr A. berichtet: »Ich kann immer noch nicht glauben, dass ich diese Erkrankung habe. Vielleicht geht es wieder weg. Ich bin oft wütend, dass ich nicht mehr alles spontan unternehmen kann.«

Fallbeispiel für die Etappe »Erproben«
Frau B. berichtet: »Ich habe nun einen guten Arzt, der sich mit der Erkrankung auskennt. Wir testen gerade verschiedene Medikamente aus. Auch habe ich mit einigen Leuten aus meinem privaten Umfeld über die Erkrankung gesprochen.«

Fallbeispiel für die Etappe »Bewältigung«
Herr C. berichtet: »Ich habe Medikamente, die mir helfen. Mein Arbeitgeber ist über die Erkrankung informiert. Die Leute im Büro wundern sich nicht mehr, wenn ich mit einer Sauerstoff-Flasche ins Büro komme. Ich muss Abstriche bei der Freizeitgestaltung machen, aber ich bin zufrieden mit dem, was noch geht.«

Jeder Betroffene hat ein eigenes Tempo bei den einzelnen Etappen. Umwege oder »Ehrenrunden«, ein Wechsel von Hoffnung und Enttäuschung sind dabei normal. Mit der Praxisübung zu diesem Kapitel (»Clusterkopfschmerzhaus«) können Sie einschätzen, welche Aufgaben bei der Krankheitsbewältigung für Sie wichtig sind.

Besonders wichtig

- Clusterkopfschmerz ist eine primäre Kopfschmerzerkrankung. Das bedeutet, die Kopfschmerzerkrankung ist die Erkrankung selbst und nicht die Folge einer anderen Erkrankung.
- Merkmale der Erkrankung sind wiederkehrende Kopfschmerzattacken von meist sehr starker Schmerzintensität. Der Schmerz ist einseitig im Bereich um das Auge und tritt in Verbindung mit verschiedenen Begleiterscheinungen (z. B. Augentränen, Naselaufen, innere Unruhe) auf. Die Kopfschmerzattacken können bis zu acht Mal am Tag auftreten, diese dauern unbehandelt 15 bis 180 Minuten.
- Beim episodischen Clusterkopfschmerz wechseln sich aktive Episoden mit längeren attackenfreien Zeiten ab. Beim chronischen Clusterkopfschmerz gibt es keine längeren attackenfreien Zeiten.
- Die genauen Ursachen von Clusterkopfschmerz sind bislang unklar. An der Entstehung von Attacken sind verschiedene Gehirnregionen beteiligt. Es gibt ausgelöste (»getriggerte«), aber auch spontane, ohne Auslöser auftretende Attacken.
- Die Clusterkopfschmerzerkrankung kann behandelt werden. Ziele der Attackenbehandlung sind die schnelle Linderung von Beschwerden und die Verkürzung der Attackendauer. Ziele der Attackenprophylaxe sind eine möglichste schnelle Beendigung der Episode bzw. eine Verringerung der Attackenhäufigkeit.
- In der Attackenbehandlung sind vor allem die Inhalation von Sauerstoff und die Medikamente Sumatriptan sowie Zolmitriptan wirksam (▶ Kap. 2).

1 Was Sie über die Erkrankung wissen sollten

- In der Attackenprophylaxe können vor allem Kortikosteroide (nur kurzzeitig anwendbar) und das Medikament Verapramil sowie Lithium wirksam sein (▶ Kap. 3).
- Für Begleiterkrankungen wie eine Depression oder Angststörung sowie bei Suizidalität gibt es gute Behandlungsmöglichkeiten.
- Krankheitsbewältigung bedeutet eine aktive Auseinandersetzung mit der Erkrankung. Eine gute Krankheitsbewältigung kann den Krankheitsverlauf günstig beeinflussen und die Lebensqualität verbessern.

Praxisübung zu Kapitel 1

Krankheitsbewältigung – wo stehe ich?

Zur Einschätzung, bei welcher Etappe der Krankheitsbewältigung Sie stehen, können Sie sich das ▶ Übungsblatt 1: »Clusterkopfschmerzhaus« vornehmen. Jede Etappe der Krankheitsbewältigung entspricht einer Etage im Clusterkopfschmerzhaus. Lesen Sie die Aussagen in den einzelnen Etagen durch und kreuzen Sie jeweils an, was auf Sie persönlich zutrifft. Auch wenn Sie Kreuze in verschiedenen Etagen gemacht haben, so entscheiden Sie zum Schluss bitte, bei welcher Etage Sie sich *am ehesten* sehen. Überlegen Sie anschließend, welche Schritte zur Verbesserung der Krankheitsbewältigung für Sie sinnvoll sein könnten. Diese Übung dient der Selbstreflexion. Das heißt, Sie sollen selbst beurteilen, bei welcher Aufgabe der Krankheitsbewältigung Sie sich sehen. Dadurch können Sie noch besser entscheiden, was die für Sie wichtigen nächsten Schritte sind.

Praxisübung zu Kapitel 1

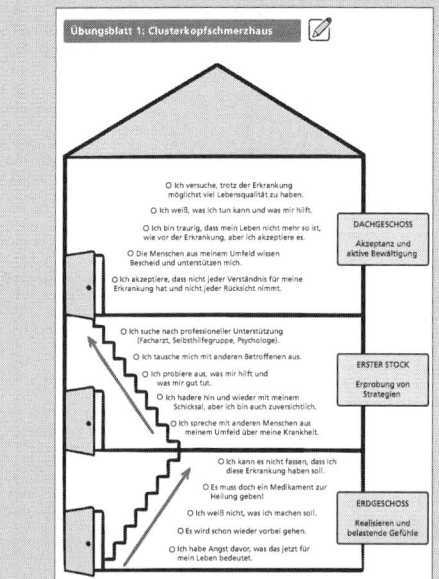

Übungsblatt 1: Clusterkopfschmerzhaus (Muster-Ansicht)

Den Weblink, unter dem alle Übungsblätter zum Download verfügbar sind, finden Sie ganz hinten in diesem Buch unter ▶ Kap. Zusatzmaterial zum Download.

2 Attackenmanagement – Behandlung der akuten Attacke

> **Ziele dieses Kapitels**
>
> - Sie lernen wirksame Akutmaßnahmen der Attackenbehandlung kennen.
> - Sie nutzen die für Sie hilfreichen Maßnahmen der Attackenbehandlung.

Unter »Attackenmanagement« (Attackenbehandlung) verstehen wir alle Maßnahmen und Behandlungsformen, die die Bewältigung der akuten Clusterkopfschmerzattacke unterstützen. Wichtigste Ziele sind eine möglichst schnelle Linderung der Beschwerden und eine Verkürzung der Attackendauer. Nachfolgend werden die derzeit wirksamen Behandlungsmaßnahmen beschrieben. Eine Attackenbehandlung gibt es nur zur Behandlung von Clusterkopfschmerzattacken, leider nicht für die anderen beschriebenen trigeminoautonomen Kopfschmerzerkrankungen.

2.1 Welche Möglichkeiten zur Attackenbehandlung gibt es?

Die starken Attacken des Clusterkopfschmerzes erfordern in den meisten Fällen eine akute Schmerzbehandlung. Nur bei sehr leichten Attacken

2.1 Welche Möglichkeiten zur Attackenbehandlung gibt es?

entscheiden sich Betroffene zum Teil, die Attacken ohne weitere Maßnahmen auszuhalten. Wichtig ist es, den Attackenbeginn möglichst gut zu erkennen. Ein Teil der Betroffenen bemerkt z. B. ein Jucken im Bereich der Nase oder des Auges sowie das Auftreten von Begleitsymptomen wie leichtes Augentränen schon vor Einsetzen der starken Schmerzen. Auch kommt es zum Erwachen aus dem Nachtschlaf mit dem Gefühl einer kommenden Attacke oder innerer Unruhe, bevor der starke Schmerz beginnt. Wenn Betroffene solche Vorsymptome (»Frühwarnzeichen«) identifizieren können, ist es sinnvoll, direkt mit der Therapie zu beginnen.

Sauerstoff

Handhabung und Aufbewahrung

Erste Wahl ist der Einsatz von Sauerstoff. Auch bei Sauerstoff handelt es sich um ein Medikament. Die Lieferung erfolgt in Flaschen mit 10 Liter Volumen. Sind diese mit einem Druck von 200 bar gefüllt, enthält die Flasche also 2000 Liter Sauerstoff. Aufgeschraubt ist auf die Flasche ein Druckminderer. Wenn eine Flasche leer ist, sollte dieser auf die nächste Flasche aufgeschraubt werden, so dass die Behandlung immer bereitsteht. Die Betroffenen sollten sich in die Handhabung des Druckminderers vom Lieferanten einweisen lassen. Unsachgemäß montierte Druckminderer oder Geräte mit einer Funktionsstörung sollten nicht benutzt werden und sind auch nicht ungefährlich. Keinesfalls sollte Gewalt beim Wechsel des Druckminderers angewendet werden. Es sollte kein Werkzeug benutzt werden, um das Gewinde nicht zu beschädigen. Die Gewinde des Druckminderes dürfen nicht geölt oder gefettet werden (Brandgefahr!). Die Reinigung sollte mit einem trockenen oder einem mit Wasser angefeuchteten Tuch erfolgen, nicht mit einem Reinigungsmittel. Keinesfalls darf Sauerstoff in die Nähe von Flammen (Kamin in der Wohnung, Zigarette) kommen. Die Sauerstoffflasche kann durch ein großes Ventilrad geöffnet werden, am Manometer lässt sich die eingestellte Flussmenge des Sauerstoffs ablesen. Die Einstellung sollte von 0 bis 15 Liter möglich sein. Druckminderer, die keinen Fluss von mehr als 6 oder 8 l/min zulassen, sind nicht geeignet, um Clusterkopfschmerzattacken zu behandeln.

Die Sauerstoffflasche sollte gesichert stehend aufbewahrt werden. Wenn eine Sauerstoffflasche umkippt, der Druckminderer beschädigt wird und der Sauerstoff sofort entweicht, geht von diesen Flaschen eine erhebliche Gefahr aus. Die Flaschen müssen regelmäßig gewartet und geprüft werden, verantwortlich ist dafür der Lieferant. Benutzen Sie keine Flaschen, bei denen die Prüfung nicht fristgerecht erfolgt ist. Für die Benutzung außer Haus gibt es Flaschen mit einer Füllmenge von z. B. zwei Litern, die dann bei 200 bar Füllung 400 Liter Sauerstoff enthalten. Diese Flaschen werden auch in einem Rucksack-Transportsystem angeboten, was die Mitnahme außer Haus deutlich erleichtert. Es sollte immer darauf geachtet werden, einen ausreichenden Vorrat an Sauerstoff zu haben. Sauerstoff wirkt dann am besten, wenn er sofort angewendet wird. Zur Inhalation wird eine geschlossene Maske benutzt, die Mund und Nase abdeckt (▶ Abb. 2.1). Sinnvoll ist ein anhängender Reservoirbeutel, der bei Aufdrehen der Flasche mit Sauerstoff vorgefüllt wird. Dann ist es möglich, bei tiefen Atemzügen reinen Sauerstoff (100 % O_2) einzuatmen. Nasenbrillen sind zur Sauerstoffinhalation beim Clusterkopfschmerz nicht geeignet, da nicht gewährleistet ist, dass eine ausreichend hohe Konzentration von Sauerstoff in der Einatemluft erreicht wird. Um Sauerstoff zu sparen, kann auch eine Maske mit einem Demandventil (Hochkonzentrationsmaske mit einem Ventil, das sich nur bei Einatmung öffnet) benutzt werden. Die Kosten für diese speziellen Masken müssen in der Regel vom Patienten selbst getragen werden. Bei Fragen zur Behandlung mit Sauerstoff wenden Sie sich an Ihren behandelnden Arzt, bei technischen Fragen zu den Sauerstoffflaschen oder zum Druckminderer an den Lieferanten.

Die Kosten für Sauerstoff, Lieferung, Druckminderer und eine einfache Maske mit Reservoirbeutel übernimmt die Krankenkasse. Eine vorherige Beantragung der Akuttherapie von Sauerstoff beim Clusterkopfschmerz ist nicht notwendig, da Sauerstoff im Hilfsmittelverzeichnis der gesetzlichen Krankenversicherung gelistet ist. Bei privaten Krankenversicherungen übernimmt meist der Lieferant bei Vorlage der Verordnung die Klärung der Kostenübernahme durch die Krankenkasse. Gegebenenfalls muss hier auf die Dringlichkeit der Lieferung sowie die regelmäßige Lieferung hingewiesen werden. Die Krankenkassen haben unterschiedliche Verträge mit den Lieferanten, manchmal genügt ein Rezept als Dauerverordnung, bei anderen wird für jede neue Lieferung auch ein neues Rezept benötigt. Auf dem Rezept sollte die Diagnose »Clusterkopfschmerz« mit angegeben werden.

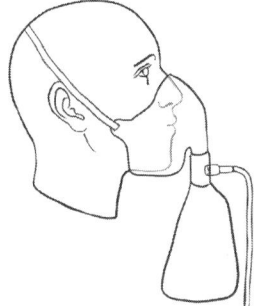

Abb. 2.1: Attackenbehandlung mit Sauerstoffinhalation

Attackenbehandlung

Die Inhalation von Sauerstoff wird mit aufgesetzter Maske im Sitzen vorgenommen, viele Patienten berichten dann eine deutlich bessere Wirkung als bei Anwendung im Liegen. Für manche Patienten ist die Sauerstoffinhalation nicht gut praktikabel, wenn sie unter starken Schmerzen leiden, da sie dann sehr ausgeprägte Bewegungsunruhe haben. Die Inhalation von Sauerstoff ist in unterschiedlichen Dosierungen wissenschaftlich untersucht, es empfiehlt sich, mit der Inhalation von 12 l/min zu beginnen und bei guter Wirksamkeit in den nachfolgenden Attacken zu prüfen, ob eine niedrigere Dosierung (z. B. 8 l/min) ebenfalls ausreicht. Sauerstoff wirkt bei Attackenbeginn und bei Attacken, die noch nicht maximal stark ausgeprägt sind, deutlich besser, als wenn der Einsatz zu spät erfolgt. Die Wirkung setzt schnell ein, in klinischen Studien konnte für 78 % der Betroffenen eine gute Wirkung innerhalb von 15 Minuten gezeigt werden (Cohen et al. 2009).

2 Attackenmanagement – Behandlung der akuten Attacke

Wiederkehrschmerz nach Sauerstoffbehandlung (Rebound)

Wenn Sauerstoff zur alleinigen Attackenbehandlung nicht ausreicht, kann es zum Wiederkehrkopfschmerz (»Rebound«) kommen. Der Rebound kann also dann auftreten, wenn die Sauerstoffbehandlung beendet und die Attacke scheinbar abgeklungen ist. Insbesondere bei starken Attacken berichten Patienten, dass die Attacke anfangs anspricht und nach einer halben Stunde erneut beginnt, sodass sie dann insbesondere nachts gezwungen sind, doch ein Triptan anzuwenden.

Weitere Informationen zur Behandlung mit Sauerstoff

Die Sauerstoffanwendung ist nicht schädlich. Eine Anfeuchtung der Atemluft ist aufgrund der kurzen Behandlungsdauer von 10 bis 15 Minuten nicht notwendig. Wenn eine rasche neue Lieferung sichergestellt und eine Clusterepisode abgeklungen ist, ist es sinnvoll, die Flaschen auch zum Lieferanten zurückzugeben, da für die Krankenkasse sonst häufig eine monatliche Miete fällig wird, auch wenn das System nicht genutzt wird.

Triptane

In der Clusterkopfschmerzattacke kommt es im Nervensystem zur Ausschüttung des Botenstoffs Calcitonin Gene-Related Peptide (CGRP) und anderen Botenstoffen. Die Ausschüttung von CGRP wurde in der Clusterkopfschmerzattacke gemessen. Es konnte gezeigt werden, dass diese nach Attackenende oder bei Einsatz eines Triptans sowie bei Inhalation von Sauerstoff auch wieder abfällt. Triptane, die eigentlich als Migränemittel entwickelt wurden, hemmen die Ausschüttung und die Effekte von CGRP an verschiedenen Stellen des Nervensystems und sind beim Clusterkopfschmerz als Attackentherapie gut wirksam. Zugelassen zur Behandlung des Clusterkopfschmerzes sind Zolmitriptan-Nasenspray 5 mg und Sumatriptan-Subkutaninjektionen 6 mg (Injektion unter die Haut, ▶ Abb. 2.2). Sumatriptan kann ebenfalls als Nasenspray angewendet werden, ist jedoch nicht zur Behandlung von Clusterkopfschmerz zugelassen. Nach der Fachinformation (Zulassung) ist die zweimal tägliche Anwen-

2.1 Welche Möglichkeiten zur Attackenbehandlung gibt es?

dung eines Triptans möglich, hierfür werden die Kosten auch von der gesetzlichen Krankenversicherung übernommen. Auch Triptane wirken dann besser, wenn sie frühzeitig in den Attacken zum Einsatz kommen. Idealerweise besteht die Möglichkeit, mit Sauerstoff, Zolmitriptan-Nasenspray oder Sumatriptan-Subkutaninjektionen zu behandeln und dann aufgrund der Erfahrungen mit seinen eigenen Clusterattacken auszuwählen, welches Medikament je nach Ausprägung der Attackenschwere am besten eingesetzt wird. Häufig kommt Sauerstoff am Tag zum Einsatz, wenn der Beginn der Clusterattacke rechtzeitig bemerkt wird und Sauerstoff verfügbar ist. Erwachen Betroffene ohne Vorwarnung mit starken Attacken aus dem Nachtschlaf, kann auch sofort Sauerstoff eingesetzt werden. Häufig reicht dieser dann allein nicht aus und es muss zusätzlich ein Triptan zum Einsatz kommen. Sowohl Zolmitriptan-Nasenspray 5 mg als auch Sumatriptan-Subkutaninjektionen 6 mg zeigen in klinischen Studien eine gute Wirksamkeit auf den Clusterkopfschmerz (Cittadini et al. 2006; The Sumatriptan Cluster Headache Study Group 1991). Das über Spritze verabreichte Sumatriptan flutet im Körper schneller an, es wird rasch ein hoher Wirkspiegel erreicht und ist deshalb noch etwas besser wirksam. Schmerzfreiheit nach 15 Minuten konnte in Studien bei ca. 75 % der Anwendungen gezeigt werden.

Nicht unterschätzt werden dürfen die Therapiekosten zur Akutbehandlung des Clusterkopfschmerzes. Das Zolmitriptan-Nasenspray kostet aktuell pro Einmal-Applikation etwa 15 Euro und Sumatriptan-Subkutaninjektionen kosten pro Anwendung etwa 35 Euro. Dies erklärt, weshalb die ausreichende Versorgung mit Triptanen immer wieder zu Diskussionen mit den behandelnden Ärzten führt, die eine Überschreitung ihres Arzneimittelbudgets befürchten. Eine gute Dokumentation und eine Behandlung entsprechend der Leitlinien sind hier die wichtigsten Argumente. Sie können Ihrem Arzt helfen, indem Sie ein Kopfschmerztagebuch auf Papier oder mit einer App führen und die Ausdrucke zur Sprechstunde mitbringen. Gehen Sie nicht nur im Notfall zum Arzt, wenn sie etwas dringend brauchen, sondern nehmen Sie auch nach ärztlichem Ermessen Termine wahr.

Es ist sinnvoll, sich die Anwendung von Triptan-Injektionssystem und -Nasensprays vor der ersten Benutzung demonstrieren zu lassen. In einer starken Clusterattacke kann es sonst Probleme mit der Anwendung geben, wenn sich die Betroffenen in der Handhabung nicht gut auskennen.

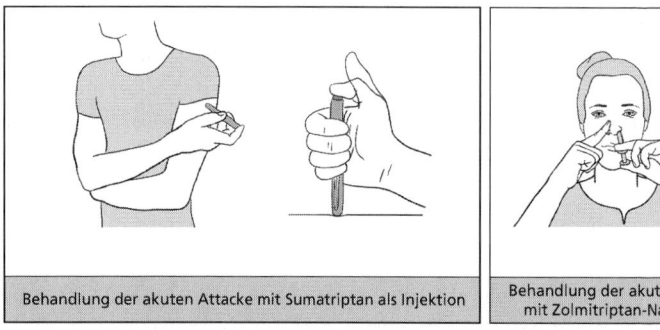

Behandlung der akuten Attacke mit Sumatriptan als Injektion

Behandlung der akuten Attacke mit Zolmitriptan-Nasenspray

Abb. 2.2: Behandlung der akuten Attacke mit Triptan. Eine Injektion ist am Oberarm, am Oberschenkel oder am Bauch möglich.

Wiederkehrkopfschmerz nach Triptananwendung

Rebound-Kopfschmerz tritt bei Anwendung eines Triptans seltener auf als bei Anwendung von Sauerstoffinhalation.

Gegenanzeigen (Kontraindikationen) für eine Triptanbehandlung

Triptane sollten nicht zur Anwendung kommen, wenn eine schwerwiegende Herz-Kreislauf-Erkrankung (koronare Herzkrankheit mit Angina Pectoris-Anfällen) oder ein zurückliegender Herzinfarkt oder Schlaganfall vorliegt. Gerade in dieser Situation ist es besonders wichtig, eine optimale prophylaktische Medikation zu haben, damit der Einsatz von Akutmedikation möglichst selten notwendig wird. Unter guter prophylaktischer Medikation kann die Attackenschwere auch etwas zurückgehen, sodass dann wieder die Sauerstoffinhalation zur Behandlung ausreichen kann. Es gibt Betroffene, bei denen trotz Kontraindikationen Triptane eingesetzt werden (müssen), dies setzt ein ausführliches Gespräch mit dem Arzt voraus, in dem die Risiken und die Behandlungsnotwendigkeit von Arzt und Betroffenem abgewogen werden.

Nebenwirkungen der Triptananwendung

Typische Nebenwirkung einer Triptananwendung per Injektion können Muskelschmerzen sein. Beim Nasenspray können auch leichte Übelkeit durch den unangenehmen Geschmack auftreten. Manche Betroffene reagieren auf Triptane (am häufigsten auf die Injektion von Sumatriptan) mit einem Druckgefühl auf dem Brustkorb. Wichtig ist hierbei zu erwähnen, dass es sich jedoch nicht um eine Durchblutungsstörung des Herzmuskels handelt. Viele Patienten fühlen sich nach der Triptan-Anwendung sehr müde und abgeschlagen. Es ist allerdings schwer, dies von den Nachwirkungen einer Clusterattacke zu trennen.

Lidocain

Zur Akuttherapie des Clusterkopfschmerzes kann auch ein Lokalanästhetikum (örtliches Betäubungsmittel) in die Nase getropft oder gesprüht werden (▶ Abb. 2.3). Wissenschaftlich untersucht ist die Anwendung von Lidocain intranasal. Als fertiges Präparat steht in Deutschland ausschließlich 4%iges Lidocain-Nasenspray zur Verfügung, andere Konzentrationen müssen von der Apotheke speziell zubereitet werden. Zur Anwendung muss der Kopf in den Nacken gelegt und zur Seite gekippt werden, damit die hinteren Bereiche der Nase erreicht werden und das Betäubungsmittel über Nervenendigungen in der Nasenschleimhaut möglicherweise auch am Nervenknoten (Ganglion) des Trigeminusnervs wirksam werden kann. Lidocain-Nasenspray kann auch angewendet werden, wenn Triptane nicht vertragen werden oder bei guter Wirksamkeit auch, um Triptane einzusparen. Der Anteil der Patienten, die mit Lidocain-Nasenspray gut zurechtkommen, ist jedoch niedriger als der der Betroffenen, die gut auf Sauerstoff, Triptan-Nasenspray oder Triptaninjektion ansprechen.

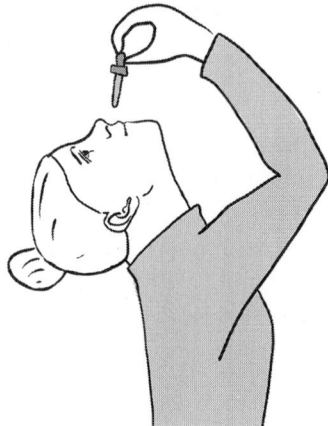

Abb. 2.3: Behandlung der akuten Attacke mit Lidocain

2.2 Kurzzeitprophylaxe des Clusterkopfschmerzes

Kortisontherapie

Tritt eine Episode beim Clusterkopfschmerz neu auf oder kommt es beim chronischen Clusterkopfschmerz zu einer Häufung von Attacken über das übliche Maß hinaus, stehen Therapien zur Verfügung, die – kurzzeitig angewendet – die Attackenzahl deutlich reduzieren können. An erster Stelle ist hier eine Behandlung mit Kortison zu nennen. Kortison-Präparate können sowohl intravenös als auch oral (in Tablettenform) angewendet werden. Die Wirksamkeit der Anwendung von Kortison (Prednisolon) bei der kurzzeitigen Behandlung von Clusterkopfschmerzen wurde für den episodischen Clusterkopfschmerz durch eine deutsche Studie belegt (Obermann et al. 2021). Gängig ist die Behandlung mit 100 mg Prednisolon am Morgen über fünf Tage gefolgt von drei Tagen mit 80 mg, drei

Tagen mit 60 mg, drei Tagen mit 40 mg und drei Tagen mit 20 mg. Da die körpereigene Kortisonproduktion am frühen Morgen am höchsten ist, sollte auch die Einnahme des als Medikament zugeführten Kortisons am frühen Morgen erfolgen. Dadurch ist das eingenommene Kortison der körpereigenen Hormonregulation angepasst. Zum Schutz vor Magengeschwüren, die bei entsprechender Empfindlichkeit auch nach kurzzeitiger Anwendung von Kortison auftreten können, sollte eine medikamentöse Blockade der Magensäure erfolgen. Eingesetzt wird dazu ein Magenschutz (z. B. Pantoprazol), der mit der morgendlichen Dosis des Kortison-Präparates eingenommen wird. Eine Kortisonbehandlung erfordert eine ärztliche Betreuung.

Nebenwirkungen einer Kortisonbehandlung

Kortison-Präparate können auch bei kurzzeitiger Anwendung den Nachtschlaf stören. Manchmal ist über einige Tage die Einnahme eines Schlafmittels notwendig, damit die Betroffenen nachts zur Ruhe kommen. Auch ein Schlafmittel sollte ärztlich verordnet werden. Kortison ist ein »Stresshormon«, das der Körper auch selbst in der Nebenniere produziert. Viele Patienten fühlen sich daher aufgekratzt und etwas unruhig, wenn sie über einige Tage Kortison einnehmen. Eine andere Nebenwirkung ist eine Erhöhung des Blutzuckerspiegels. Insbesondere wenn ein Diabetes mellitus oder Übergewicht mit Neigung zu einer Blutzuckerstoffwechselstörung besteht, sind engmaschige ärztliche Kontrollen notwendig. Gegebenenfalls ist eine medikamentöse Korrektur des Blutzuckerspiegels durch Insulin notwendig.

Mit einer Kortison-Einnahme geht häufig auch eine Erhöhung des Blutdrucks einher. Das bedeutet, dass Betroffene, die bereits unter einer arteriellen Hypertonie leiden, ihren Blutdruck kontrollieren sollten und ggf. die Blutdruckmedikation umgestellt werden muss. Andere typische Nebenwirkungen wie Gewichtszunahme, Hautveränderungen, Ausbildung eines Stiernackens oder Osteoporose sind bei der vorgeschlagenen kurzzeitigen Behandlung mit Kortison nicht zu erwarten. Bei sehr starker Zunahme der Clusterkopfschmerzattacken kann auch eine intravenöse Therapie mit hochdosiertem Kortison (z. B. drei Tage 500 mg Methylprednisolon intravenös) erfolgen. Hier sind die Risiken für Blutzucker- und Blutdruckerhöhung höher. Häufig wird eine solche Therapie während einer stationären Behandlung durchgeführt.

Unter einer hochdosierten intravenösen Kortisontherapie kann es auch zu Knochenschädigungen z. B. im Bereich des Hüftkopfes als seltene Nebenwirkung kommen. Kortisonpräparate sollten nicht eigenmächtig eingenommen oder dosiert werden. Nach einer längeren (mehrere Monate) andauernden Behandlung (die möglichst vermieden werden sollte), ist ein langsames Abdosieren (»Ausschleichen«) notwendig. Der Grund dafür ist, dass der Körper die Produktion von Kortison in der Nebenniere einstellt, wenn dieses ständig von außen zugeführt wird. Gerade die letzten Dosisschritte der Reduktion müssen dann sehr langsam erfolgen. Wird das Kortison abrupt abgesetzt, kann eine gefährliche Nebennierenunterfunktion entstehen.

Occipitalisnervenblockade (»GON-Block«)

Die Occipitalisnervenblockade (»Greater Occipital Nerve Block«, auch »GON-Block«) ist die Injektion eines Gemisches aus einem Kortison-Präparat und einem lokalen Betäubungsmittel an den Nervenaustrittspunkt des großen Hinterhauptnervs (*Nervus occipitalis major*) auf der Seite, auf der es zu Clusterkopfschmerzattacken kommt. Diese Methode ist eine ebenfalls gut wirksame Behandlungsmöglichkeit. Dadurch können Clusterkopfschmerzattacken in ihrer Intensität und Häufigkeit zumindest für einige Tage reduziert werden. Bei einigen Betroffenen gelingt es auch, eine Clusterkopfschmerzepisode durch ein oder zwei Occipitalisnervenblockaden ohne weitere Medikation komplett zu beenden. In der Hand des erfahrenen Arztes sind diese Injektionen rasch durchzuführen und mit einem geringen Risiko verbunden. Prinzipiell besteht das Risiko einer allergischen Reaktion (Unverträglichkeit) auf das verwendete örtliche Betäubungsmittel (Lokalanästhetikum). Wenn Lokalanästhetika z. B. im Rahmen zahnärztlicher Behandlungen bislang gut vertragen wurden, ist das Risiko für eine allergische Reaktion gering.

Es kann darüber hinaus durchaus vorkommen, dass ein Patient aufgrund des Injektionsschmerzes ohnmächtig werden kann. Dies ist zwar

2.2 Kurzzeitprophylaxe des Clusterkopfschmerzes

prinzipiell ungefährlich, zur Sicherheit sollte aber eine medizinische Überwachung während und unmittelbar nach der Injektion gewährleistet sein. Es erfolgt die Injektion von 2 bis 5 ml an die Austrittspunkte des *Nervus occipitalis*, hierbei bildet sich eine kleine Beule unter der Haut im Bereich der Kopfschwarte aus, die in der Regel rasch zurückgebildet wird. Die Durchführung ist in ▶ Abb. 2.4 gezeigt. Wenn der Nerv gut betäubt ist, kann es je nach Verlauf des Nervs zu einem etwa handtellergroßen tauben Areal am Hinterkopf kommen. Bei langwirksamen Lokalanästhetika wie Bupivacain kann diese Taubheit auch einige Stunden anhalten. Der *Nervus occipitalis* steht im Gehirn in enger Verbindung mit dem Trigeminusnerv, möglicherweise stellt dies den Wirkmechanismus dar (trigemino-zervikaler Komplex). Selten kann es bei der Injektion von kortisonhaltigen Präparaten zu Haarausfall kreisrund um die Injektionsstelle oder auch zu einer Infektion oder Gewebsuntergang (Nekrose) kommen. Sollte sich eine ausgeprägte Schwellung, Rötung und Schmerzhaftigkeit der Injektionsstelle ausbilden, sollten Sie sich unbedingt beim Arzt vorstellen, damit eine Infektion behandelt werden kann.

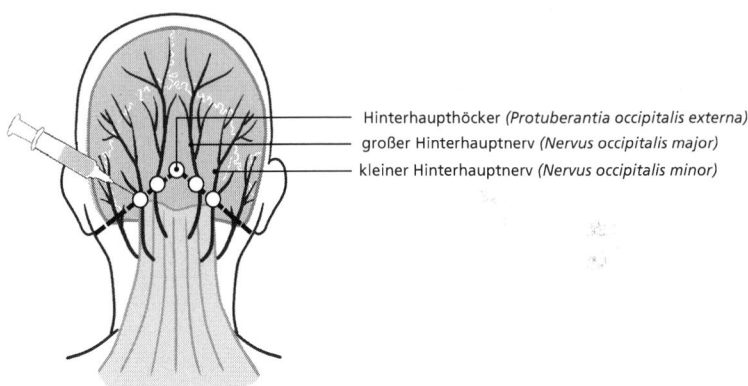

Hinterhaupthöcker *(Protuberantia occipitalis externa)*
großer Hinterhauptnerv *(Nervus occipitalis major)*
kleiner Hinterhauptnerv *(Nervus occipitalis minor)*

Abb. 2.4: Occipitalisnervenblockade (»GON-Block«)

Triptane zur Kurzzeitprophylaxe

Nicht zugelassen zur Behandlung des Clusterkopfschmerzes ist die Gabe von Triptanen zur Prophylaxe. Klinische Erfahrungen und einige wissenschaftliche Daten weisen jedoch darauf hin, dass die Gabe eines langwirksamen Triptans (z. B. Naratriptan oder Frovatriptan) ein- bis zweimal am Tag eine prophylaktische Wirkung auf den Clusterkopfschmerz haben kann, sodass dies in der Hand des erfahrenen Clusterkopfschmerz-Behandlers ebenfalls eine Möglichkeit darstellt. Dabei baut sich ein kontinuierlicher Triptanspiegel auf, der das Auftreten von Clusterattacken verhindern kann. Kommt es dennoch zu durchbrechenden Clusterkopfschmerzattacken, sollte versucht werden, diese möglichst mit Sauerstoffinhalation zu behandeln. Sollte ein Behandlungsversuch über eine Woche keinen Erfolg haben, ist die weitere Behandlung mit diesem Ansatz nicht sinnvoll. Weil Triptane in dieser Indikation nicht zugelassen sind und eine Zulassung auch künftig nicht zu erwarten ist, kann dies Ärzte in Konflikt mit den Verordnungsvorgaben bringen. Es bedarf einer besonderen Aufklärung der Betroffenen und ggf. eines Antrags an die Krankenkasse, um einer Prüfung über eine ordnungsgemäße Verordnung durch die Krankenkasse zu entgehen. Hier ist die Argumentation mit wissenschaftlicher Datenlage sowie das Aufführen von Literatur und Experten- und Leitlinienempfehlungen notwendig. Die Betroffenen sollten sich darüber im Klaren sein, dass nicht alle Ärzte diesen Aufwand leisten können und auch selbst ein wirtschaftliches und haftungsrechtliches Risiko eingehen. Im Streitfall können spezialisierte Kopfschmerzzentren und auch der Bundesverband der Clusterkopfschmerz-Selbsthilfe-Gruppen (CSG) bei der Stellungnahme unterstützend hilfreich sein.

2.3 Was tun, wenn die Attackenbehandlung nicht hilft?

Leider kann es immer mal vorkommen, dass der Clusterkopfschmerz unerwartet mit mehreren starken Attacken zuschlägt und Sie diesen mit Ihrer Standardtherapie nicht in den Griff bekommen beziehungsweise die Akuttherapie nicht mehr ausreichend wirksam ist. Versuchen Sie, trotz der starken und häufigen Schmerzen nicht in Panik zu geraten. Es ist möglich, eine zweite Dosis des Triptan-Nasensprays oder auch des Sumatriptan-Pens einzusetzen. Auch zu höheren Dosierungen liegen Studien zur Wirksamkeit und Verträglichkeit vor. Stellen Sie sich dann im Anschluss so schnell wie möglich beim behandelnden Arzt vor. Die oben beschriebene Occipitalisnervenblockade (Injektion am Hinterhauptnerv mit Kortison und Lokalanästhetikum) verschafft häufig eine rasche Linderung. Wenn dies nicht wirksam ist, kann eine systemische Behandlung mit Kortison durchgeführt werden, dies kann mit Tabletten oder auch intravenös erfolgen. Sollten Sie überhaupt nicht mehr zurechtkommen, können Sie jederzeit auch in die Notaufnahme eines Krankenhauses gehen. Eine Infusion mit einem Schmerzmittel oder Opioid (Morphium) in der Notaufnahme wird bei Clusterkopfschmerz normalerweise nicht weiterhelfen. In einer Klinik mit Neurologen bzw. neurologischer Fachabteilung ist es wahrscheinlicher, dass Sie adäquate Hilfe erhalten.

2.4 Was kann man noch tun?

Neben der Einnahme von Medikamenten gibt es noch eine Reihe von Maßnahmen, die man zusätzlich selbst durchführen kann, um mit den Belastungen einer Schmerzattacke besser fertig zu werden. Nachfolgend werden fünf wichtige Möglichkeiten genauer beschrieben:

- Bewegung
- Gegenstimulation
- sicherer Rückzugsort
- Entspannung
- mentale Distanzierung

Bewegung

Ein Großteil der Betroffenen berichtet, während der Kopfschmerzattacke an innerer Unruhe (78%) und starkem Bewegungsdrang (80%) zu leiden. Nicht wenige Betroffene (50%) schildern außerdem selbstverletzendes Verhalten. Um die innere Unruhe und den Bewegungsdrang auf möglichst verträgliche Art abzureagieren, bietet es sich an, im Sitzen auf und ab zu wippen (zum Beispiel bei paralleler Inhalation von Sauerstoff) oder hin und her zu laufen. Dies machen viele Betroffene ohnehin intuitiv. Eine andere Möglichkeit ist das Kneten eines Antistressballs oder von Ergotherapieknete. Dies erleben manche Betroffene auch bei Unruhe zwischen den Attacken als hilfreich.

Gegenstimulation

Um den intensiven Schmerz etwas erträglicher zu machen, kann es hilfreich sein, mit anderen Gegenständen einen zusätzlichen Reiz zu erzeugen, zum Beispiel:

- mit einem Igelball an Armen, Beinen oder Füßen (▶ Abb. 2.5)
- mit einem Fußroller an den Füßen
- mit einer Akupressurkugel zwischen den Händen

Manche empfinden es auch als hilfreich, kalt zu Duschen, sich auf kühlen Boden zu legen oder die schmerzende Kopfseite zu drücken oder zu massieren. Die Gegenstimulation darf nicht zu Verletzungen führen! Wenn Sie sich selbst in Attacken verletzen, versuchen Sie dies durch andere Gegenstimulation zu vermeiden und besprechen Sie sich mit Ihrem Arzt oder Psychotherapeuten.

2.4 Was kann man noch tun?

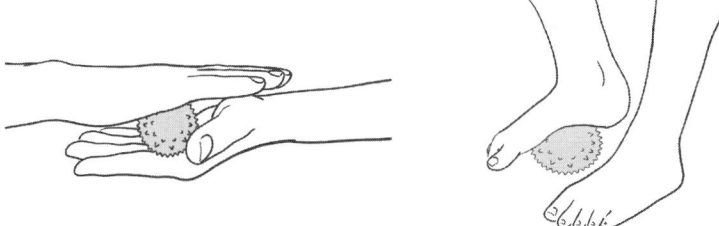

Abb. 2.5: Gegenstimulation

Sicherer Rückzugsort

Der sichere Rückzugsort ist ein Raum, in den Sie sich während der Attacke zurückziehen und in dem Sie Gegenmaßnahmen sowie eine Akutbehandlung (z. B. Sauerstoffinhalation) durchführen können. Es kann aus verschiedenen Gründen günstig sein, während der Attacke einen sogenannten »sicheren Rückzugsort« aufzusuchen:

- Betroffene haben meist das Bedürfnis, sich in der Attacke zurückzuziehen und allein zu sein.
- Angehörige (Partner, Kinder) oder Arbeitskollegen können durch das Verhalten von Betroffenen während einer Attacke (z. B. Bewegungsunruhe) verunsichert werden. Manche Betroffene wollen vermeiden, dass sie von ihren Kindern in dieser Situation gesehen werden, um diese nicht zu belasten. Auch sind einige Betroffene unter dem akuten Schmerz reizbar und aggressiv, sodass sich Angehörige von sich aus zurückziehen.

Ein Rückzug bedeutet dann meist auch eine ruhige Umgebung und Schutz vor Lärm sowie Platz, die Bewegungsunruhe abzubauen. Je nach Wohn- und Arbeitssituation bieten sich verschiedene Räumlichkeiten an. Für den Arbeitsplatz ist es sinnvoll, mit dem Arbeitgeber und/oder Betriebsarzt im Vorfeld zu besprechen, welcher Raum genutzt werden kann (z. B. Sanitätsraum, falls vorhanden). Für Attacken im öffentlichen Raum (z. B. beim Busfahren, beim Einkaufen) ist es hilfreich, sich zu überlegen, wie man mit dieser Möglichkeit umgehen möchte. Wichtig ist, sich aus Angst vor Attacken nicht anhaltend zurückzuziehen, dies kann sich langfristig ungünstig auswirken. Es ist von großem Vorteil, auf ggf. vorliegende Frühwarnsymptome zu achten. Manchmal haben Patienten einen Vorlauf von wenigen Minuten, der eine rechtzeitige Reaktion möglich macht. Während aktiver Episoden bzw. zu Zeiten erhöhter Auftretenswahrscheinlichkeit sollte ein Triptan mitgeführt werden. Wenn ein Betroffener unterwegs eine Attacke erleidet und eine Begleitperson dabei ist, kann diese den Betroffenen möglichst abschirmen und andere Personen fernhalten. Wenn ein Betroffener allein unterwegs ist, kann dieser im Fall einer beginnenden Attacke eventuell gezielt einen Passanten oder Ladenmitarbeiter ansprechen und um Hilfe bitten, falls dies noch möglich ist. Es entlastet bereits, mitteilen zu können, dass man eine Schmerzattacke bei einer bekannten Erkrankung hat, Ruhe benötigt und keine Gefahr oder Bedarf für einen Krankenwagen besteht. Einige Betroffene haben für einen solchen Fall auch eine Karte mit diesen Informationen vorbereitet, die sie dann zeigen, wenn sie während der Attacke nicht anders reagieren können oder wollen (Beispiel ▶ Abb. 2.6). Eine solche Karte mitzuführen kann für manche Betroffene ein Sicherheitsgefühl vermitteln.

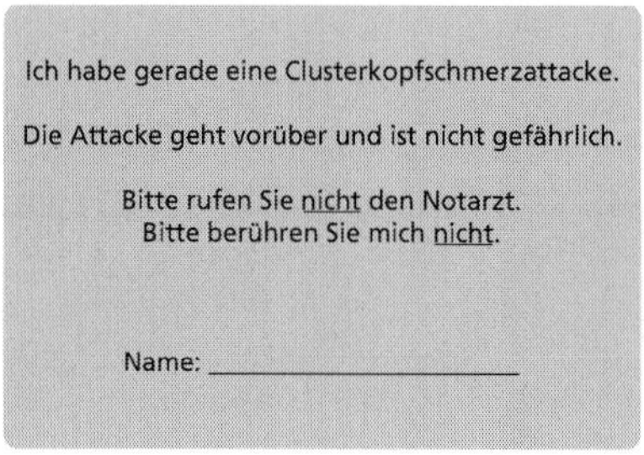

> Ich habe gerade eine Clusterkopfschmerzattacke.
> Die Attacke geht vorüber und ist nicht gefährlich.
> Bitte rufen Sie nicht den Notarzt.
> Bitte berühren Sie mich nicht.
>
> Name: _____

Abb. 2.6: Notfallkarte

Manche Betroffene berichten von unangemessenen Reaktionen oder sogar Beschimpfungen, die sie erlebt haben (wenn sie sich beispielsweise in der Öffentlichkeit ein Triptan gespritzt haben). Es ist wichtig, sich klarzumachen, dass andere Personen die Erkrankung meist nicht kennen, verstehen oder überfordert sind. Versuchen Sie sich, so gut es geht, davon zu distanzieren, es hat mit Ihnen persönlich nichts zu tun. Wenn ein Passant eine Person beschimpft, die – aus welchen Gründen auch immer – in einer Notlage ist, dann spricht dies nicht für den Charakter des Passanten.

Entspannung

Der US-amerikanische Arzt und Begründer der »Progressiven Muskelrelaxation« Edmund Jacobson hat bereits 1938 festgestellt: »Es gibt vielleicht kein allgemeineres Heilmittel als Ruhe«. Die Anwendung von Entspannung hat viele positive Effekte. Neben einer schlaffördernden, stressreduzierenden und blutdrucksenkenden Wirkung kann Entspannung auch Schmerzen reduzieren. Es ist jedoch eher unrealistisch, während einer Clusterkopfschmerzattacke mit intensivsten Schmerzen in einen Entspannungszustand zu kommen. Allerdings kann die Durchführung einer Entspannungsübung bei Attacken von sehr leichter Intensität durchaus positive Effekte haben, wie manche Betroffene berichten. Außerdem kann mit einer Entspannungsübung im Anschluss an eine Attacke die Regeneration gefördert werden. Es gibt also zwei Einsatzmöglichkeiten:

1. Durchführung einer Entspannungsübung *während* der laufenden Attacke (bei sehr leichter Schmerzintensität)
2. Durchführung einer Entspannungsübung *nach* einer Attacke

Es existiert eine ganze Reihe von verschiedenen Entspannungsverfahren. Sinnvoll ist es, verschiedene Varianten auszuprobieren und dann das für einen am meisten geeignete Verfahren längerfristig anzuwenden (siehe auch ► Kap. 3). Bewährte Entspannungsverfahren sind:

- die Progressive Muskelrelaxation (PMR)
- das Autogene Training (AT)
- Imaginationsübungen
- Meditation (z. B. Atemmeditation, Bewegungsmeditation)

Imagination und Meditation eignen sie besonders während abklingender Attacken, wenn gleichzeitig Sauerstoff inhaliert wird. Die Durchführung einer Entspannungsübung in dieser Situation wird allerdings nicht für alle

Betroffenen gleichermaßen geeignet sein. Nur durch Ausprobieren finden Sie heraus, ob eine Entspannungsübung für Sie persönlich hilfreich ist. Im Internet sind zahlreiche Anleitungen zu Entspannungsübungen verfügbar. Auch gibt es zahllose Apps. Die Qualität der Angebote hat hierbei ein breites Spektrum. Achten Sie daher auf einen seriösen Anbieter. Sinnvoll ist es, auf kostenfreie Downloadmöglichkeiten zum Beispiel von Krankenkassen zu zugreifen:

- Techniker Krankenkasse:
  https://www.tk.de/techniker/magazin/life-balance/aktiv-entspannen-2000256
- Barmer Ersatzkasse:
  https://www.barmer.de/gesundheit-verstehen/praevention-und-vorsorge/campus-coach/pmr-167904

Es ist empfehlenswert, die Entspannungsübungen in der attackenfreien Zeit auszuprobieren beziehungsweise einzuüben. Zur Durchführung einer Entspannungsübung sollten Sie einen ruhigen und ungestörten Ort aufsuchen. Sinnvoll ist eine Sitzposition (▶ Abb. 2.7). Alternativ kann Entspannung im Liegen durchgeführt werden. Als Alternative oder Ergänzung zu Downloadangeboten im Internet können auch Kurse bei zertifizierten Anbietern (z. B. Volkshochschule) besucht werden.

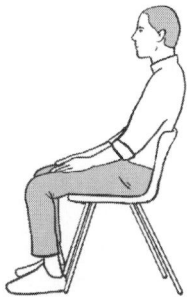

Abb. 2.7: Sitzposition bei Entspannungsübung

2.4 Was kann man noch tun?

Eine Clusterkopfschmerzattacke ist meist sehr kräftezehrend, Sie sollten daher im Anschluss möglichst immer eine Ruhephase einlegen und nicht wieder gleich »voll durchstarten«. Es muss natürlich nicht immer eine komplette Entspannungsübung nach der Attacke durchgeführt werden. Oft reicht es schon aus, nach einer Attacke einfach nur eine Ruhepause einzulegen (z. B. auf dem Sofa sitzen, sich hinlegen, kurzer Spaziergang).

Mentale Distanzierung

Mentale Distanzierung ist eine Form der Selbsthypnose. Grundsätzlich ist Hypnose eine Methode, um in einen anderen Bewusstseinszustand (sogenannte »Trance«) zu gelangen. In der Hypnose können durch gezielte Suggestionen und Vorstellungsbilder eine Schmerzlinderung oder sogar Schmerzfreiheit erreicht werden. Die Hypnotherapie wurde bereits Mitte des 19. Jahrhunderts eingesetzt, um Schmerzen zu reduzieren. Es ist wissenschaftlich belegt, dass mit Hypnose Kopfschmerzen beeinflusst werden können. Allerdings gibt es noch keine Studie, die eine spezifische Wirksamkeit von Hypnose bei Clusterkopfschmerz nachgewiesen hat. Dennoch kann es sich lohnen, Hypnosetechniken zur Schmerzdistanzierung auszuprobieren. Dabei besteht die Möglichkeit, sich entweder von einem qualifizierten Therapeuten anleiten zu lassen (▶ Kap. 4) oder die Hypnose in Eigenregie (mit einem vorgefertigten Text, siehe unten) anzuwenden. Grundsätzlich besteht jede Hypnoseübung aus drei Teilen:

1. Einstimmung: Herstellung der Trance
2. Hauptteil: Anwendung der spezifischen Hypnosetechnik
3. Rücknahme: Beendigung der Hypnoseübung

Vorneweg: Das Erlernen und die Anwendung von Hypnose ist eine Herausforderung und gelingt nicht jedem. Auch wirkt Hypnose nicht bei jedem in gleichem Ausmaß. Sie können mit nachfolgendem Text versuchen, eigeninitiativ eine hypnotische Schmerzdistanzierung durchzuführen.

2 Attackenmanagement – Behandlung der akuten Attacke

1. Lesen Sie den folgenden Text zur Schmerzdistanzierung zunächst in Ruhe durch und prüfen Sie, ob der Text für Sie passt. Der in dem Text angegebene Wohlfühlort (hier: Strand) sollte individuell angepasst werden (z. B. Bergwiese, Wald).
2. Lassen Sie den Text von einer Person mit einer für Sie angenehmen Stimme auf einen Tonträger (z. B. eigenes Handy) sprechen. Dabei sollte dann der individuelle Wohlfühlort genannt werden. Die Person sollte nicht zu schnell, aber auch nicht zu langsam sprechen. Sinnvoll ist es, kurze Pausen zwischen den Sätzen einzulegen. Gegebenenfalls kann durch eine wiederholte Aufnahme das Sprechtempo optimiert werden – meistens gelingt die Aufnahme nicht beim ersten Mal.
3. Hören Sie sich den Text nun an einem ungestörten Ort an und versuchen Sie, den Anweisungen zu folgen.

Hypnoseübung: Text zur Schmerzdistanzierung modifiziert nach Jacobs und Bosse-Düker (2005)

Einstimmung

»Suchen Sie sich einen Punkt in Ihrer Umgebung aus, den Sie nun mit den Augen länger ansehen. ... Versuchen Sie, diesen Punkt mit Ihren Augen zu fixieren. ... Wenn die Augen abschweifen, ist das in Ordnung. ... Versuchen Sie, wieder den Punkt anzusehen. ... Vielleicht merken Sie, dass Sie Ihre Augen schließen möchten. Sie werden die Augen dann ganz von selbst schließen. ... Achten Sie nun auf Ihre Atmung. ... Versuchen Sie, jeden Atemzug zu spüren. ... Sie spüren, wie Sie einatmen, ... und wie Sie ausatmen. ... Vielleicht wird Ihr Atem langsam und regelmäßig. ... Langsam und regelmäßig. ... Wenn Sie gedanklich abschweifen, ist das in Ordnung. ... Versuchen Sie, zu Ihrem Atem zurückzukehren. ...

Ich zähle nun von eins bis zehn. Bei jeder Zahl können Sie immer tiefer entspannen. Eins, Sie entspannen sich. ... Zwei, Sie kommen in eine tiefere Entspannung. ... Drei, vier, tiefer und tiefer. ... Fünf, sechs, sieben, ... Sie kommen in eine tiefe Entspannung. ... Acht, neun, zehn, ganz tief entspannt.

2.4 Was kann man noch tun?

Hauptteil

Während Sie hier sitzen, kann sich Ihr Geist an einen anderen Ort entfernen. Weit weg an Ihren Lieblingsstrand *[alternativ anderer Ort: z. B. Wiese]*. ... Der Teil Ihres Körpers, der Ihnen Beschwerden bereitet, ist weit weg, ganz weit weg. ... Sie spüren Ihren Körper und Sie spüren ihn nicht. ... Die Atmung geht ruhig und gleichmäßig. ... Sie sind in Ihrem Geist an einem ganz anderen Ort, Ihrem Wohlfühlort. ... Ihr Geist sieht diesen Ort, ... hört diesen Ort, ... riecht diesen Ort ... und spürt diesen Ort. ... Sie haben auf der Haut ein angenehmes Gefühl. ... Alle anderen Empfindungen sind weit weg. ... Die Atmung geht ruhig und gleichmäßig, ... ruhig und gleichmäßig. ... Auf der Haut ist ein angenehmes Gefühl. ... Ihr Geist ist an Ihrem Wohlfühlort. ... Sie sehen diesen Ort, ... Sie hören diesen Ort, ... riechen diesen Ort, ... spüren diesen Ort ... und haben auf der Haut ein angenehmes Gefühl. ...

Rücknahme

Allmählich werden Sie Ihren Wohlfühlort nun verlassen und die Übung langsam beenden.
  Ich zähle nun rückwärts von zehn bis eins. Bei jeder Zahl werden Sie immer mehr hierher zurückkehren, bis Sie wieder völlig wach sind. Ich zähle jetzt: Zehn, neun, Sie verlassen den Wohlfühlort. ... Acht, sieben, Sie kehren in Ihrer Vorstellung hierher zurück. ... Sechs, fünf, Sie atmen tief durch. ... Vier, drei, Sie öffnen die Augen. ... Zwei, eins, Sie sind wieder voll da und fühlen sich ausgeruht und wach.

Es ist sinnvoll, die mentale Distanzierung zunächst in der attackenfreien Zeit einzuüben. Dazu sollte der Text vom Tonträger regelmäßig (mehrmals pro Woche) angehört werden. Wenn die Übung als angenehm erlebt wird und es Ihnen gelingt, sich Ihren Wohlfühlort vorzustellen, dann können Sie versuchen, die Übung in einer Attacke anzuwenden. Dies kann wieder mit der gleichzeitigen Nutzung von Sauerstoff kombiniert werden.

Neben der Schmerzdistanzierung gibt es noch andere Varianten der Hypnose. Viele Betroffene schildern den Schmerz einer Clusterkopfschmerzattacke als von hinten in den Kopf eindringenden Bohrer oder glühendes Messer. Eine Möglichkeit ist es, mit hypnotherapeutischen Techniken die Schmerzwahrnehmung (sogenannte »Schmerzgestalt«) in eine weniger unangenehme und weniger bedrohliche Empfindung (z. B. Abstumpfen des Messers oder Umwandeln von Brennen in Taubheitsgefühl) zu verändern. Diese Techniken sollten unter Anleitung eines geschulten Therapeuten (▶ Kap. 4) durchgeführt werden.

Besonders wichtig

- Akutmaßnahmen zur Linderung und Verkürzung der Clusterkopfschmerzattacke werden als »Attackenmanagement« bezeichnet.
- Medikamentöse Maßnahmen im Attackenmanagement sind die Sauerstoffinhalation, Triptane (als Spritze oder Nasenspray) und Lidocain (Nasenspray).
- Bei einer neu aufgetretenen Episode oder einer Häufung von Attacken kann zur Kurzzeitprophylaxe eine Kortisontherapie eingeleitet werden. Außerdem kann ein GON-Block in dieser Situation hilfreich sein.
- Nichtmedikamentöse Maßnahmen zur Bewältigung der Attacke sind Bewegung, Gegenstimulation, der sichere Rückzugsort, Entspannung und mentale Distanzierung.
- Entspannung und mentale Distanzierung sollten in der attackenfreien Zeit eingeübt werden. Der sichere Rückzugsort und Möglichkeiten der Gegenstimulation sollten ebenfalls in der attackenfreien Zeit überlegt werden.

Praxisübung zu Kapitel 2

Möglichkeiten der Attackenbehandlung

Befassen Sie sich nun bitte mit dem ▶ Übungsblatt 2: »Attackenbehandlung«. Beurteilen Sie jede Behandlungsmaßnahme und überlegen Sie, ob Sie vielleicht etwas Neues ausprobieren wollen.

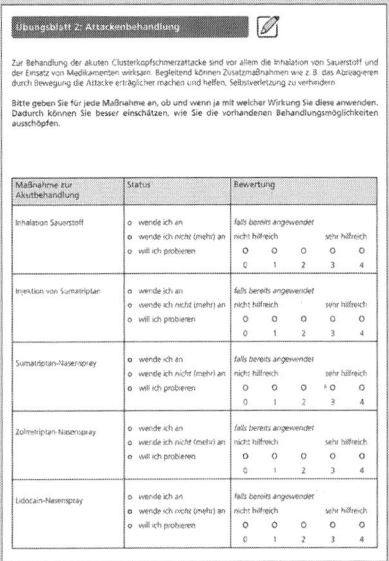

Übungsblatt 2: Attackenbehandlung (Muster-Ansicht)

Den Weblink, unter dem alle Übungsblätter zum Download verfügbar sind, finden Sie ganz hinten in diesem Buch unter ▶ Kap. Zusatzmaterial zum Download.

3 Attackenvorbeugung – prophylaktische Maßnahmen

Ziele dieses Kapitels

- Sie kennen die wirksamen Prophylaxemedikamente.
- Sie führen einen weitgehend ausgeglichenen Lebensstil.

Eine vorbeugende Behandlung hat das Ziel, die Attackenhäufigkeit und die Attackenschwere beim Clusterkopfschmerz zu verringern. Damit sollen die kopfschmerzbedingten Einschränkungen der Lebensqualität verringert werden. Auch soll die Notwendigkeit zum Einsatz von akuter Attackenmedikation reduziert werden. Wenn es gelingt, auch die nächtlichen Attacken zu reduzieren, kann sich durch einen besseren Nachtschlaf zusätzlich das Gesamtbefinden verbessern. Im Mittelpunkt der prophylaktischen Therapie des Clusterkopfschmerzes steht die medikamentöse Therapie. Außerdem ist es sinnvoll, einen insgesamt ausgeglichenen und gesunden Lebensstil zu haben. Dieser ist wichtig, um das Risiko von Begleiterkrankungen (z. B. Depression) zu verringern. Je gesünder Sie Ihrer Erkrankung entgegentreten, desto besser werden Sie mit ihr zurechtkommen. Es ist jedoch noch unklar, in welchem Ausmaß sich der Lebensstil auf Attackenhäufigkeit und -schwere auswirken kann.

Die Attackenhäufigkeit beim Clusterkopfschmerz verändert sich im Tagesverlauf und im Jahresverlauf. Überwiegend finden die Attacken am frühen Morgen oder in der Nacht statt (circadiane Rhythmik). Eine Häufung von Attacken besteht (auch beim chronischen Clusterkopfschmerz) meist im Frühjahr und Herbst (circannuale Rhythmik). In diesen Zeiten muss die vorbeugende Medikation dann an die Attackenhäufigkeit angepasst und oft erhöht werden, während sie in »ruhigeren Zeiten« durchaus auch reduziert werden kann. Es gibt keine Belege dafür, dass die Fortführung einer prophylaktischen Medikation nach Ende einer Clusterepisode das Wiederauftreten einer nächsten Episode verhindert. Deshalb wird empfohlen, bei einem episodischen Clusterkopfschmerz 4–6 Wochen nach Ende einer Clusterepisode die Medikation schrittweise zu reduzieren und den Verlauf zu beobachten. Kommt es nach einer Reduktion der Medikation zu unterschwelligen Attacken, dann sollte die prophylaktische Medikation noch fortgeführt werden. Unterschwellige Attacken bedeuten, dass man in der Nacht wach wird und das Gefühl einer kommenden Clusterattacke hat, die dann nur ganz schwach oder gar nicht durchbricht. Auch können Begleitsymptome wie Augentränen auftreten, ohne dass es zu Kopfschmerzen kommt. Da in dieser Situation damit zu rechnen ist, dass bei weiterer Reduktion der Medikation stärkere und häufigere Attacken auftreten, sollten weiter prophylaktische Medikamente genommen werden. Clusterattacken, bei denen es nicht zum Durchbrechen des Schmerzes kommt, werden als »kalte Attacken« bezeichnet. Es ist sinnvoll, auch diese Attacken im Clusterkopfschmerzkalender zu verzeichnen, gerade um die medikamentöse Therapie mit dem behandelnden Arzt zu besprechen.

3.1 Welche Medikamente zur Prophylaxe sind die erste Wahl?

Verapamil

Verapamil ist ein Kalziumantagonist (Kalziumkanalblocker), der eine gute Wirksamkeit auf den Clusterkopfschmerz zeigt. Verapamil ist nicht explizit zur Behandlung des Clusterkopfschmerzes zugelassen, darf aber aufgrund eines Beschlusses des gemeinsamen Bundesausschuss (GBA) auch zu Lasten der gesetzlichen Krankenkasse zur Behandlung des Clusterkopfschmerzes eingesetzt werden. Da nicht alle Verapamilhersteller der Verwendung zugestimmt haben, muss der Arzt dies zuvor prüfen (www.g-ba. de/beschluesse/1551/).

Dosierung

Verapamil ist als unretardiertes Präparat in Dosierungen von 40, 80 und 120 mg Tabletten erhältlich. Die Dosen 120 und 240 mg sind als retardierte Tabletten mit verzögerter Wirkstofffreisetzung und damit längerer Wirkdauer erhältlich. Prinzipiell wirken sowohl retardiertes als auch unretardiertes Verapamil zur Prophylaxe des Clusterkopfschmerzes. Das Vorgehen bei der Aufdosierung wird individuell sehr unterschiedlich gehandhabt. Clusterkopfschmerzpatienten, die Verapamil in vorausgegangenen Jahren gut vertragen haben, können etwas rascher aufdosieren als solche, die Verapamil zum ersten Mal erhalten. Insbesondere wenn weitere Medikamente eingenommen werden, sollte bereits vor Beginn einer Therapie mit Verapamil ein EKG abgeleitet werden, um Veränderungen unter der Therapie beurteilen zu können. Verapamil darf nicht mit einem Betablocker kombiniert werden. Dieser muss zuvor abgesetzt werden, falls er zum Beispiel zur Behandlung eines Bluthochdruckes eingenommen wird. Begonnen werden kann z. B. mit 3 x 40 mg Verapamil täglich oder einer abendlichen Dosis von 120 mg Verapamil retard. Bis die Wirkung von Verapamil einsetzt, vergehen einige Tage, im Körper muss sich ein ausreichender Wirkspiegel aufbauen. Es ist deshalb nicht sinnvoll, Verapamil innerhalb weniger Tage immer weiter zu erhöhen, ohne den Effekt einer Dosiserhöhung wirklich beurteilen zu können. Auch die niedrigste notwendige Dosis, um überhaupt einen Effekt auf den Clusterkopfschmerz erzielen zu können, ist unklar. Aus der klinischen Erfahrung ist zu erwarten, dass Dosierungen von 2 x 120 bis 2 x 240 mg pro Tag notwendig sind, um einen guten Effekt auf den Clusterkopfschmerz zu erreichen. Wird bereits bei niedrigen Dosierungen eine gute Wirkung erreicht, muss die Dosis natürlich nicht weiter erhöht werden.

3.1 Welche Medikamente zur Prophylaxe sind die erste Wahl?

Einnahme von Verapamil

Die Einnahme von Verapamil erfolgt zum oder kurz nach dem Essen. Unretardierte Präparate sollten dreimal täglich eingenommen werden, retardierte Präparate werden zweimal täglich eingenommen. Zu Unterschieden in der Wirksamkeit gibt es noch keine wirklich aussagekräftigen Daten.

Notwendige Untersuchungen bei einer Verapamilbehandlung

Verapamil wirkt auf die Reizleitung im Herz. Bei steigender Dosierung kann es daher zur Verzögerung der Reizleitung im Herz kommen und der Pulsschlag verlangsamt sich. Dies bedeutet, dass unter einer Therapie mit Verapamil, insbesondere dann, wenn die Dosierung erhöht wird, EKG-Kontrollen notwendig sind. Das Führen eines Kopfschmerzkalenders und die EKG-Kontrollen sind aus Sicherheitsgründen bei der Verapamil-Einnahme notwendig. Viele Betroffene unterschätzen die Risiken, die mit medikamentöser Behandlung einhergehen können. Verändern Sie niemals eigenständig die Dosis und halten Sie sich an ärztliche Anweisungen auch zu Kontrolluntersuchungen.

Nebenwirkungen einer Verapamil-Therapie

Aufgrund der verzögerten Reizleitung im Herz steigt der Puls bei körperlicher Anstrengung nicht mehr so stark an wie im »Normalzustand«. Bei der Einnahme von Verapamil spüren daher viele eine Begrenzung ihrer körperlichen Leistungsfähigkeit. Es kann sein, dass die Betroffenen schon beim Treppensteigen oder beim Sport leichter außer Atem geraten und sich »ausgebremst« fühlen. Bei einzelnen Betroffenen geht Verapamil mit einer deutlichen Müdigkeit, Abgeschlagenheit und Antriebsminderung einher. Überwiegend wird Verapamil in Dosierungen bis 480 mg jedoch gut vertragen. Unter der Therapie mit Verapamil kann es auch zu Wassereinlagerungen, z. B. im Bereich der Füße, kommen. Die Betroffenen bemerken, dass sie nicht mehr gut in ihre Schuhe schlüpfen können oder dass die Füße, insbesondere am Abend, angeschwollen sind. Es ist hilfreich, durch Bewegung den Abtransport von venösem Blut und Lymphe anzuregen. Auch Kneipp-Güsse können hilfreich sein. Des Weiteren kann das Hochlagern der Beine eine Wassereinlagerung verringern. Wenn die Wassereinlagerung sehr ausgeprägt ist, muss die Verapamildosis reduziert werden. Eine weitere, nicht selten berichtete Nebenwirkung ist Obstipation (Verstopfung). Hilfreich ist hier ballaststoffreiche Kost, ggf. muss der Stuhlgang auch medikamentös reguliert werden. Diese Nebenwirkungen sollten Sie mit Ihrem behandelnden Arzt besprechen, so dass rechtzeitig reagiert werden kann. Verapamil sollte nicht plötzlich abgesetzt werden.

Kontraindikationen des Einsatzes von Verapamil

Verapamil darf nicht eingesetzt werden, wenn bereits ein langsamer Pulsschlag (»Bradykardie«) oder Erregungsleitungsstörungen des Herzens wie z. B. ein sinuatrialer oder atrioventrikulärer Block, ein Syndrom des kranken Sinusknotens (SSS), ein Wolf-Parkinson-White-Syndrom (WPW) oder eine ausgeprägte Herzinsuffizienz besteht. Verapamil darf nicht mit einem Betablocker (zum Beispiel Bisoprolol, Metoprolol, Propranolol) kombiniert werden, da das Risiko einer Reizleitungsstörung im Herzen dann erheblich steigt. Auch bei stark eingeschränkter Leberfunktion und einigen Muskelerkrankungen sollte Verapamil nicht eingesetzt werden. Bei einem frischen Herzinfarkt (innerhalb der ersten sieben Tage) darf Verapamil nicht eingesetzt werden.

Behandlung mit Verapamil in der Schwangerschaft

Verapamil ist nicht zur Behandlung in der Schwangerschaft zugelassen, eine Behandlung in allen Phasen der Schwangerschaft und während der Stillzeit ist jedoch nach sorgfältiger Abwägung möglich. Details finden Sie unter www.embryotox.de.

Besondere Hinweise zur Behandlung mit Verapamil und Wechselwirkungen

Verapamil weist Wechselwirkungen mit vielen Medikamenten auf, da es bestimmte Leberenzyme (Cytochrom P_{450} 3A4 und P-Glycoprotein) hemmt, die auch im Abbau anderer Medikamente bedeutsam sind. Grapefruit(saft) beeinflusst den Blutplasmaspiegel von Verapamil, da der Abbau in der Leber gehemmt wird. In Kombination mit anderen Medikamenten (zum Beispiel Tabletten zur Entwässerung) kann der Blutdruck deutlich absinken. Simvastatin zur Senkung der Blutfette sollte möglichst nicht mit Verapamil kombiniert werden, da es zu einer Störung der Muskulatur kommen kann. Der Abbau von Alkohol wird durch Verapamil verzögert, die Wirkung von Alkohol kann verstärkt sein. Verapamil kann individuell auch die Fahrtüchtigkeit reduzieren. Bei jeder Verordnung weiterer Medikamente muss geprüft werden, ob es zu Wechselwirkungen mit Verapamil (gegenseitige Wirkverstärkung oder Wirkabschwächung) kommt. Raucher benötigen häufig höhere Verapamildosierungen. Es muss auch berücksichtigt werden, dass starkes Rauchen den Verapamilspiegel um ca. 20 % reduziert, ein Rauchstopp kann also zu einem deutlichen Anstieg des Verapamilspiegels führen und dann Nebenwirkungen (auch in Bezug auf die Reizleitung am Herzen) auslösen. Deshalb sollten Sie Ihren Arzt informieren, wenn Sie das Rauchen aufgeben und mit Verapamil behandelt werden. Die Einnahme von Johanniskraut zur Therapie einer Depression kann die Wirkung von Verapamil deutlich herabsetzen. Bei Einsatz von anderen Antidepressiva (Sertralin, Paroxetin, Trazodon) kann hingegen eine gegenseitige Wirkverstärkung auftreten, die bei der Dosierung berücksichtigt werden muss.

Die sogenannten »kalten Attacken« können anzeigen, dass bei der Reduktion der Verapamildosis am Ende einer Episode die Episode eben noch nicht völlig vorüber ist. Es ist dann sinnvoll, Verapamil nicht weiter zu reduzieren, sondern noch einige Wochen weiter einzunehmen.

Lithium

Der Wirkstoff Lithium ist zur Prophylaxe des Clusterkopfschmerzes zugelassen, allerdings nur als Präparat mit dem Handelsnamen Quilonum® (dieses enthält 450 mg des Wirkstoffes). Der Einsatz von Lithium ist ansonsten in der medikamentösen Behandlung bei manisch-depressiver Erkrankung (bipolarer Störung) verbreitet. Eine Lithiumbehandlung sollte von einem Neurologen, Psychiater oder Nervenarzt eingeleitet werden. Lithium hat eine geringe therapeutische Breite, das heißt eine zu niedrige Dosierung hat keine Wirkung, bei einer Überdosierung kommt es rasch zu ausgeprägten Nebenwirkungen. Dies macht es notwendig, den Lithiumspiegel im Blut zu bestimmen. Lithium macht nicht körperlich oder psychisch abhängig.

Einnahme von Lithium und Lithiumspiegelbestimmung

Lithium wird in aller Regel zweimal täglich mit reichlich Wasser eingenommen. Die Spiegelbestimmung ist auf die Blutentnahme am Morgen (zwölf Stunden nach der letzten Einnahme) vor Einnahme der morgendlichen Dosis festgesetzt. Nur wenn die Blutentnahme nach diesen Vorgaben erfolgt, ist es möglich, den Lithiumspiegel als eine Hilfe bei der weiteren Festlegung der Dosierung zu verwenden. Es ist hilfreich, wenn Betroffene bei der Terminvereinbarung zur Lithiumspiegelbestimmung beim Hausarzt darauf achten, dass eine Nüchternspiegelbestimmung erfolgt. Die Anleitung einer Dosisanpassung liegt in der Verantwortung des behandelnden Arztes. Angestrebt wird ein Wirkspiegel zwischen 0,5–0,8 (bis 1,2) mmol/l. Die Fachinformation schlägt vor, dass der Serumlithiumspiegel in den ersten vier Behandlungswochen wöchentlich und danach im ersten halben Jahr einmal monatlich und anschließend vierteljährlich erfolgen soll. Der Natriumspiegel sollte zusammen mit dem Lithiumspiegel bestimmt werden. Zusätzlich sollte die Nierenfunktion durch Bestimmung des Kreatinins überwacht werden. Es wird ein langsames Ausschleichen aus der Therapie empfohlen. Lithium sollte nicht abrupt abgesetzt werden, es kann zu Stimmungsschwankungen und Reizbarkeit kommen.

Wechselwirkungen bei der Einnahme von Lithium

Lithium kann zu Wechselwirkungen und Veränderungen der Schilddrüsenhormonspiegel (insbesondere Unterfunktion der Schilddrüse) führen. Es ist notwendig, die Schilddrüsenhormone TSH, fT3 und fT4 vor Therapiebeginn und während der Behandlung zu bestimmen (mindestens einmal jährlich). Wenn bereits eine Schilddrüsenerkrankung besteht oder Schilddrüsenhormone eingenommen werden, ist die sorgfältige Überwachung der Schilddrüsenhormonspiegel besonders wichtig.

Nebenwirkungen durch die Einnahme von Lithium

Nebenwirkungen unter einer Lithiumtherapie treten leider nicht selten auf. Häufig ist das Präparat jedoch sehr gut wirksam, sodass bei langsamem Aufdosieren und engmaschiger Betreuung eine erfolgreiche Reduktion der Clusterkopfschmerzattacken erreicht werden kann. Typische Nebenwirkungen einer Therapie mit Lithium sind z.b. ein leichtes Zittern der Hände, Konzentrationsstörungen bei Überdosierung, dann auch Schwindel, Gangunsicherheit, Übelkeit und Erbrechen. Eine schwerwiegende Nebenwirkung sind epileptische Anfälle bei Überdosierungen. Unter Lithium kann es zu ausgeprägtem Durst mit dem Bedürfnis, sehr viel zu trinken (Polydipsie), kommen. Bei einer Polydipsie oder ausgeprägten anderen Nebenwirkungen muss die Medikation reduziert und ggf. beendet werden. Diese Störung kann auch nach längerer Behandlungsdauer noch auftreten. Eine Lithiumtherapie erfordert einen engen Kontakt zum behandelnden Arzt. Müssen Lithium und Verapamil zur Behandlung des Clusterkopfschmerzes kombiniert werden, ist insbesondere eine deutliche Zunahme des Zitterns nicht selten. Die Verträglichkeit von Lithium nimmt mit steigendem Lebensalter deutlich ab, hohe Lithiumspiegel sollten deshalb im Alter vermieden werden.

Lithium führt in Kombination bei sehr vielen Medikamenten zu Wechselwirkungen. Die Einnahme von Diuretika zur Steigerung der Wasserausscheidung und Schmerzmittel wie Ibuprofen können die Lithiumdosis deutlich erhöhen. Im Blutbild kann es zur Vermehrung der weißen Blutkörperchen kommen (Leukozytose). Lithium kann zu einer Einschränkung der Fahrtüchtigkeit führen. Ein hoher Koffeinkonsum kann die Wirkung von Lithium abschwächen. Personen, die Lithium einnehmen, sollten nur in Maßen koffeinhaltige Getränke zu sich nehmen.

Kontraindikationen einer Lithiumbehandlung

Lithium darf nicht eingenommen werden, wenn bereits ein erniedrigter Natriumspiegel im Blut (Hyponatriämie) besteht, ebenso nicht bei einer schweren Funktionsstörung der Niere (Niereninsuffizienz und akutes Nierenversagen), da Lithium über die Niere ausgeschieden wird. Lithium darf auch nicht bei schwerer Herzinsuffizienz oder einem akuten Herzinfarkt eingenommen werden.

Lithiumtherapie in Schwangerschaft und Stillzeit

Lithium kann bei Einnahme im ersten Schwangerschaftsdrittel Fehlbildungen (Herzfehler) verursachen und sollte möglichst nicht eingesetzt werden. Im Verlauf der Schwangerschaft kann der Lithiumspiegel abfallen, das Kind kann nach der Geburt ausgeprägte Anpassungsstörungen aufweisen. Eine Lithiumbehandlung sollte in der Schwangerschaft und in der Stillzeit möglichst nicht erfolgen (www.embryotox.de/).

3.2 Welche Medikamente zur Prophylaxe gibt es noch?

Es gibt eine ganze Reihe von Medikamenten, die nicht zur Prophylaxe bei Clusterkopfschmerz zugelassen sind, die aber dennoch angewendet werden. Die Wirksamkeit dieser Medikamente ist in den meisten Fällen (noch) nicht ausreichend belegt. Zumindest einige dieser Substanzen haben ver-

3.2 Welche Medikamente zur Prophylaxe gibt es noch?

mutlich ein gewisses Potenzial in der Prophylaxe des Clusterkopfschmerzes. Nachfolgend werden diese Medikamente beschrieben.

Die Behandlung mit nicht zugelassenen Präparaten erfordert immer besondere ärztliche Sorgfalt und bedarf der Aufklärung der Patienten. Auch kann der Arzt von Seiten der Krankenkassen aufgefordert werden, eine solche »Off-Label«-Behandlung zusätzlich zu begründen, was einen erheblichen Aufwand darstellt und letztlich mit einem wirtschaftlichen Risiko für den Arzt verbunden ist.

Topiramat

Große Studien zum Einsatz von Topiramat beim Clusterkopfschmerz fehlen, es bestehen jedoch bei vielen Behandlern positive Einzelfallerfahrungen. Topiramat wurde ursprünglich zur Behandlung der Epilepsie entwickelt, es wirkt auch migräneprophylaktisch. Topiramat ist nicht zur Behandlung des Clusterkopfschmerzes zugelassen, der Off-Label-Gebrauch muss vorab durch die Krankenkasse genehmigt werden.

Dosierung von Topiramat zur Behandlung des Clusterkopfschmerzes

Die Aufdosierung wird mit 25 mg Tabletten begonnen, es erfolgt eine schrittweise Steigerung. Erfahrungsgemäß sind zur erfolgreichen Behandlung von Clusterkopfschmerzen bei Topiramat höhere Dosierungen als zur Behandlung der Migräne notwendig. Eine typische wirksame Dosis liegt häufig bei 150 mg pro Tag, aufgeteilt auf zwei Einnahmen in Höhe von 75 mg.

Kontraindikationen zum Einsatz von Topiramat zur Prophylaxe des Clusterkopfschmerzes

Da Topiramat die Nierensteinbildung begünstigt, kann es nicht eingesetzt werden, wenn ein Patient bereits unter Nierensteinen leidet, es kann sonst rasch zu Koliken kommen. Topiramat wird unverändert über die Niere ausgeschieden, bei einer Störung der Nierenfunktion muss die Dosis reduziert werden. Auch bei schweren Lebererkrankungen sollte Topiramat nicht eingesetzt werden. Topiramat sollte nicht (oder nur unter engmaschiger Kontrolle) bei erhöhtem Augeninnendruck eingesetzt werden. Topiramat kann die Wirkung von hormonellen Verhütungsmitteln (Kontrazeptiva) beeinträchtigen, dies ist vor allem in höheren Dosierungen relevant. Bei gleichzeitiger Einnahme von Lithium sollten die Lithiumspiegel engmaschiger überwacht werden.

Nebenwirkungen von Topiramat

Vor allem in der Aufdosierungsphase kann es bei einer Therapie mit Topiramat zum Kribbeln in den Fingern und Zehenspitzen und manchmal auch zu Geschmacksveränderungen (zum Beispiel metallischer Geschmack von Wasser) kommen. Insbesondere höhere Dosierungen von Topiramat können das Konzentrationsvermögen und die Gedächtnisfunktion beeinträchtigen. Topiramat kann zu Sprachstörungen (insbesondere Wortfindungsstörungen) führen. Eine Therapie mit Topiramat kann auch eine vorbestehende Depression verschlechtern oder eine depressive Symptomatik erstmals auslösen. Topiramat kann außerdem zur Gewichtsabnahme und zu Durchfall (Diarrhoe) führen. Des Weiteren kann Topiramat die Fahrtüchtigkeit beeinträchtigen. Dies alles erklärt, warum auch eine Topiramat-Behandlung einen engmaschigen Kontakt zum behandelnden Arzt erfordert.

Topiramatherapie in Schwangerschaft und Stillzeit

Wegen des Risikos von Fehlbildungen (z.B. Lippen-Kiefer-Gaumenspalte) soll Topiramat in der Schwangerschaft nicht eigesetzt werden. Die Anwendung von Topiramat in der Stillzeit wird nicht empfohlen, ist aber möglich (www.embryotox.de/).

Valproat

Valproat (Valproinsäure) ist ein Medikament zur Behandlung der Epilepsie. In Einzelfällen kann es bei Clusterkopfschmerz auch prophylaktisch wirken. Die Datenlage zum Wirksamkeitsnachweis ist unzureichend, eine Zulassung zur Behandlung des Clusterkopfschmerzes mit Valproat besteht nicht. Der Off-Label-Gebrauch muss vorab durch die Krankenkasse genehmigt werden. Aufgrund des Risikos, Missbildungen beim Ungeborenen auszulösen, darf Valproat bei Frauen im gebärfähigen Alter nur als letzte Behandlungsoption mit sorgfältiger schriftlicher und mündlicher Aufklärung eingesetzt werden, die regelmäßig wiederholt werden muss. Die Verordnung ist nur durch Nervenärzte, Neurologen und Psychiater möglich. Unter Valproat-Einnahme kann es zum Anstieg der Leberwerte kommen, die Leberwerte sollten durch Blutentnahmen kontrolliert werden. Typische Nebenwirkungen von Valproinsäure sind Müdigkeit, Konzentrationsstörung und vor allen Dingen Gewichtszunahme. Auch ein Haarausfall kann auftreten.

Monoklonale Antikörper

Der Botenstoff Calcitonin Gene-Related Peptide (CGRP) spielt eine wichtige Rolle in der Entstehung von Clusterkopfschmerz- und Migräneattacken. Es wurde daher in mehreren Studien die Wirksamkeit von vier verschiedenen Substanzen zur Hemmung des CGRP untersucht (Pohl et al. 2022). Diese Substanzen werden »monoklonale Antikörper« genannt, weil sie den CGRP-Botenstoff entweder direkt neutralisieren (Galcanezumab, Fremanzeumab, Eptinezumab) oder seine Aufnahme in die Zelle blockieren (Erenumab). Während sich alle vier Substanzen in der Migräneprophylaxe als wirksam erwiesen haben, konnte für die Prophylaxe von Clusterkopfschmerz bislang kein eindeutiger Wirkungsnachweis erbracht werden. Eine erfolgreiche Studie wurde mit Galcanezumab zur Behandlung des episodischen Clusterkopfschmerzes durchgeführt, deshalb wurde dafür in den USA auch eine Zulassung erteilt, in Europa jedoch nicht. Beim chronischen Clusterkopfschmerz konnte Galcanezumab keine ausreichende Wirkung in einer Studie zeigen (Pohl et al. 2022). Beide Studien mit Fremanezumab wurden nicht zu Ende geführt. Die Studien mit Eptinezumab und Erenumab sind noch nicht abgeschlossen. Die monoklonalen Antikörper sind daher in Europa zur Clusterkopfschmerz-Prophylaxe derzeit nicht zugelassen. Hier ist noch weitere Forschung notwendig. Es ist möglich, bei der Krankenkasse einen Antrag auf Behandlung mit einem der Antikörper zu stellen, wenn keine andere Therapie ausreichend wirksam ist. Die Erfolgsaussichten zur Genehmigung einer Kostenübernahme sind sehr unterschiedlich.

Melatonin

Melatonin ist ein körpereigenes Hormon, das in der Zirbeldrüse (*Glandula pinealis*) produziert wird und auch als Medikament erhältlich ist. Darüber hinaus ist es als »Nahrungsergänzungsmittel« erhältlich und wird insbesondere in den USA freiverkäuflich für eine Reihe von Erkrankungen beworben. Tageslicht hemmt die Melatoninproduktion, es ist ein wichtiges Hormon, das unseren Schlaf reguliert. Es gibt Hinweise darauf, dass der Melatoninspiegel bei Personen mit Clusterkopfschmerz verringert sein kann. Deshalb wurde Melatonin als mögliches Medikament untersucht. Die Datenlage ist unzureichend, möglicherweise helfen Dosierungen von 10 mg Melatonin einem Teil der Betroffenen. Dabei könnte es beim episodischen Clusterkopfschmerz wirksamer sein als beim chronischen Clusterkopfschmerz. Eine Zulassung von Melatonin zur Behandlung von Clusterkopfschmerz besteht in Deutschland nicht, die Krankenkassen übernehmen die Behandlungskosten einer solchen Off-Label-Behandlung in der Regel nicht. Wenn Sie Melatonin einnehmen, sollten Sie das mit Ihrem behandelnden Arzt besprechen. Die Verträglichkeit ist in der Regel gut, Nebenwirkungen werden selten berichtet. Bei Leber- und Nierenerkrankungen ist Vorsicht geboten, außerdem kann es zu Wechselwirkungen mit anderen Medikamenten kommen.

Ergotamine

Bevor Triptane zur Behandlung des Clusterkopfschmerzes zur Verfügung standen, waren Ergotamine die einzige medikamentöse Akuttherapie neben dem Sauerstoff. Ergotamine werden bei Einnahme als Tabletten sehr unterschiedlich resorbiert und verursachen als Nebenwirkung häufig Übelkeit. Auf dem Arzneimittelmarkt waren außerdem Suppositorien (Zäpfchen) und Ergotaminpulver als Nasenspray bzw. zur Inhalation verfügbar. Bei längerer Anwendung kann es zu Durchblutungsstörungen insbesondere der Fingerendglieder kommen. Der Wirkmechanismus ist denen der Triptane ähnlich. Die Bedeutung der Ergotamine in der Therapie nahm ganz erheblich ab, als mit den Triptanen besser verträglichere und in der Anwendung sicherere Medikamente zur Verfügung standen.

Als Dihydroergotamin ist ein Ergotaminpräparat in einigen Ländern (z.B. USA) zur Anwendung als Infusion verbreitet. In Deutschland haben einige Kopfschmerzzentren Erfahrung mit dieser Behandlung. Dihydroergotamin wird über einige Tage als Infusion gegeben, um eine deutliche Verbesserung oder Beendigung der Clusterkopfschmerzepisode zu erreichen. Da Ergotamine starke Übelkeit auslösen können, werden vor der Dihydroergotamininfusion Medikamente gegen die Übelkeit gegeben. Im Anschluss kann eine Behandlung mit Ergotamintabletten zur Prophylaxe über einige Zeit durchgeführt werden. Notwendig sind Sicherheitsuntersuchungen wie EKG und Labor. Keinesfalls darf während einer Ergotaminbehandlung ein Triptan zur Attackentherapie eingesetzt werden. Es ist also notwendig, den Clusterkopfschmerz mit der Behandlung soweit zu verbessern, dass keine Attacken mehr auftreten oder die verbliebenen (leichten) Attacken mit Sauerstoff behandelt werden können. Eine intravenöse Therapie mit Dihydroergotamin sollte nur an einem damit erfahrenen Kopfschmerzzentrum erfolgen. Eine ausführliche Aufklärung des Patienten über Chancen und Nebenwirkungen der Behandlung ist notwendig, da Dihydroergotamin in Deutschland nicht zugelassen ist und in der Apotheke hergestellt oder importiert werden muss.

LSD

Lysergsäurediethylamid (LSD) ist ein chemisch hergestelltes Mutterkornderivat, es weist also eine chemische Ähnlichkeit zu Ergotaminen auf. Die Substanz LSD ist stark halluzinogen und kann einen Horrortrip oder Psychosen auslösen. LSD ist in Deutschland nicht zum Einsatz in der

Medizin zugelassen, es ist ein nicht verkehrsfähiges Betäubungsmittel. Eine wohl nicht halluzinogene Form des LSD, das 2-Bromo-LSD (BOL-148), wurde in einer kleinen Studie auf seine Wirksamkeit beim Clusterkopfschmerz untersucht (Karst et al. 2010). Aktuell untersucht eine Forschergruppe in Basel den Einsatz von LSD beim Clusterkopfschmerz. Keinesfalls sollten Selbstversuche mit LSD beim Clusterkopfschmerz durchgeführt werden.

Das Medikament Methysergid, das bis vor einigen Jahren zur Behandlung des Clusterkopfschmerzes auch zugelassen war, gehört wie LSD zur Gruppe der Ergoline, zeigte aber keine psychotropen Effekte. Methysergid ist nicht mehr verfügbar, da die Herstellung eingestellt wurde.

Medizinisches Cannabis

Der Gebrauch von Cannabis ist in Deutschland weit verbreitet und insbesondere bei Jugendlichen und jungen Erwachsenen mit Risiken verbunden. Eine Studie zur Behandlung des Clusterkopfschmerzes mit Cannabis wurde bislang nicht durchgeführt. Eine Verordnung für Schwerbetroffene ist prinzipiell nach der aktuellen Rechtslage auch zu Lasten der gesetzlichen Krankenversicherung möglich, muss aber auch medizinisch begründet werden. Nach den bisherigen Erfahrungen ist Cannabis zur Behandlung des Clusterkopfschmerzes überwiegend nicht wirksam. Ein Teil der Konsumenten berichtet, durch Cannabiskonsum mit der psychischen Anspannung, die mit den Clusterkopfschmerzattacken verbunden ist, besser zurechtzukommen. Eine generelle positive Empfehlung zu einem Therapieversuch des Clusterkopfschmerzes mit Medizinalcannabis kann aufgrund der fehlenden Datenlage derzeit nicht gegeben werden.

Botulinumtoxin

Botulinumtoxin-Injektionen sind zur Behandlung der chronischen Migräne zugelassen und wirksam. Größere und kontrollierte Studien zur Behandlung des Clusterkopfschmerzes wurden nicht durchgeführt. Einige Berichte über die Wirksamkeit sind publiziert, dabei erfolgten die Injektionen so, wie sie zur Behandlung der Migräne angewendet werden (z.B. Sostak et al. 2007). Eine Behandlung mit Botulinumtoxin kann erwogen werden, wenn andere Therapien nicht wirken. Da Botulinumtoxin nicht zur Behandlung des Clusterkopfschmerzes zugelassen ist, muss vor einem Therapieversuch ein Antrag auf eine Off-Label-Behandlung bei der Krankenkasse gestellt werden. Diese Anträge werden zum Teil auch dann abgelehnt, wenn sie gut und ausführlich begründet werden. In diesem Fall ist ein Therapieversuch mit Botulinumtoxin nur möglich, wenn der Betroffene die Behandlungskosten selbst tragen kann.

Neuerdings gibt es Studien, die eine Injektion von Botulinumtoxin in das Ganglion sphenopalatinum als wirksame Maßnahme zur Behandlung des Clusterkopfschmerzes berichten (z.b. Bratbak et al. 2016). Dieses Verfahren ist noch nicht breit verfügbar und es fehlen noch Erfahrungen mit einer größeren Patientenzahl.

Kombination von Medikamenten zur Prophylaxe des Clusterkopfschmerzes

Eine Kombination von mehreren Medikamenten zur Behandlung kann auch zur gegenseitigen Verstärkung von Nebenwirkungen führen. Dies muss beim Kombinieren von Medikamenten immer bedacht werden und gilt zum Beispiel für die Kombination von Lithium und Verapamil oder Lithium und Topiramat. Bei einigen Betroffenen lässt sich jedoch mit einer Behandlung mit nur einem Medikament (Monotherapie) kein ausreichender Effekt erzielen. Insbesondere bei Kombinationstherapien besteht die Pflicht der behandelnden Ärzte, Labor- und EKG-Kontrollen besonders regelmäßig durchzuführen bzw. engmaschig Kontrolltermine anzubieten. Achten Sie auch bei wechselnden Arztkontakten (Neurologe, Schmerztherapeut, Hausarzt) darauf, Kontrolltermine nicht zu versäumen.

3.3 Ausgeglichener Lebensstil

Ein ausgeglichener Lebensstil mit regelmäßiger körperlicher Bewegung, ausgewogener Ernährung und ohne übermäßigen Stress ist sicherlich gut für die Gesundheit. Doch kann sich ein ausgeglichener Lebensstil auch auf die Attackenhäufigkeit und -schwere auswirken? In einer Umfrage im Jahr 2020 an über 300 Personen mit Clusterkopfschmerz gaben 43% der Befragten »Stress« als Attackenauslöser an (Klan et al. 2020). Dies ist ein Argument für einen möglichst ausgeglichenen Lebensstil. Allerdings führt viel Stress nicht unbedingt zu mehr Attacken und auch Personen mit einem ausgeglichenen Lebensstil können Clusterkopfschmerzattacken haben. Es gibt jedoch noch weitere Gründe, einen ausgeglichenen Lebensstil zu pflegen: Die Clusterkopfschmerzerkrankung selbst kann eine erhebliche Stressbelastung darstellen. Wegen der wiederholten, anstrengenden und häufig auch nächtlichen Attacken ist es wichtig, dem Körper ausreichend Erholungsmöglichkeiten zu geben. Um das Auftreten von Begleiterkrankungen (zum Beispiel Erschöpfungssyndrom, Depression) zu verhindern, ist ein ausgeglichener Lebensstil wichtig.

Folgende Argumente sprechen also für einen ausgeglichenen Lebensstil ohne zu viel Stress:

- Stress kann eine Rolle bei der Auslösung von Attacken haben.
- Ein ausgeglichener Lebensstil kann helfen, die Belastungen einer Clusterkopfschmerzerkrankung zu kompensieren.
- Ein ausgeglichener Lebensstil kann das Auftreten von körperlichen oder psychischen Begleiterkrankungen verhindern.

Wie sieht nun ein ausgeglichener Lebensstil aus? Dazu gibt es zahllose Empfehlungen und Ratgeber. Würde man alle vorhandenen Ratschläge befolgen, würde dies vermutlich selbst in Stress ausarten. Wir möchten uns daher auf drei zentrale Empfehlungen beschränken:

3.3 Ausgeglichener Lebensstil

1. *Halten Sie Maß*
   Diese Empfehlung gilt für (fast) alles: Ernährung, Bewegung, soziale Kontakte, Genussmittel. Ein »zu viel« ist oft genauso ungünstig wie ein »zu wenig«.
   - Zum Thema Alkohol: Gut die Hälfte der Clusterkopfschmerzbetroffenen nennt Alkohol als Auslöser ihrer Attacken. Die meisten Patienten, die entsprechende Erfahrungen gemacht haben, meiden meistens von sich aus Alkohol.
   - Zum Thema Nikotin: Der Konsum von Nikotin ist bekannterweise gesundheitsschädlich und kann unter anderem das Risiko für das Entstehen einer Herz-Kreislauf-Erkrankung deutlich erhöhen. Bei einer vorliegenden Herz-Kreislauf-Erkrankung ist die Einnahme von Triptanen als Akutmedikament kontraindiziert, so dass diese wichtige Möglichkeit der Attackenbehandlung dann wegfällt. Wenn die Eltern rauchen, ist das Risiko für deren Kinder möglicherweise erhöht, an Clusterkopfschmerz zu erkranken. Falls Sie mit dem Rauchen aufhören möchten, finden Sie Empfehlungen auf der Internetseite der BZgA (www.bzga.de/infomaterialien/foerderung-des-nichtrauchens/rauchfrei-startpaket/). Es kann sinnvoll sein, das individuelle Risiko des Nikotinkonsums mit dem behandelnden Arzt zu besprechen. Wenn Sie sich dazu entschließen, mit dem Rauchen aufzuhören, sollten Sie Ihren Arzt informieren. Das Rauchen hat einen erheblichen Einfluss auf die Wirkspiegel einer ganzen Reihe von Medikamenten (bspw. ▶ Kap. 3.1, Verapamil).
   - Zum Thema Ernährung: Etwa 20% der Betroffenen geben an, dass Lebensmittel mit viel Histamin (z.B. Erdbeeren, Zitrusfrüchte, Tomaten) Attacken auslösen können. Wenn Sie diese Trigger klar identifizieren können, dann ist es sinnvoll, sie zu meiden. Allerdings gibt es noch keinen Nachweis, dass eine spezifische Clusterkopfschmerz-Diät die Attackenhäufigkeit senken kann. Essen Sie das, was Ihnen guttut. Wenn Sie Verapamil einnehmen, sollten Sie keine Grapefruit essen beziehungsweise keinen Grapefruitsaft trinken, da dies den Verapamilspiegel erheblich beeinflusst.
2. *Führen Sie vor dem Einschlafen eine Entspannungsübung durch*
   Für einen ausgeglichenen Lebensstil ist es sehr wichtig, mit regelmäßigen Entspannungsphasen einen Gegenpol zu Phasen der Anspannung

zu haben. Eine besonders gute Möglichkeit, Entspannung herzustellen, ist die gezielte Durchführung einer Entspannungsübung. Hier bieten sich bewährte Verfahren wie *Autogenes Training, Meditation* oder *Progressive Muskelrelaxation* an (▶ Kap. 2). Es gibt mehrere Gründe, warum es sinnvoll ist, vor bzw. zum Einschlafen eine Entspannungsübung durchzuführen.

- Vor allem vor dem Einschlafen ist es wichtig, »herunterzufahren« und abzuschalten. Wissenschaftlich konnte belegt werden, dass eine Entspannungsübung vor dem Einschlafen die Schlafqualität verbessert (z.B. Taylor und Roane 2010).
- Tagsüber gibt es oft keine Möglichkeit, eine Entspannungsübung durchzuführen, oder man vergisst die Übung leicht. Es macht also Sinn, sich die Entspannungsübung als »Einschlafroutine« anzugewöhnen.
- Vor allem bei der Sorge vor nächtlichen Attacken kann eine Entspannungsübung helfen, besser in den Schlaf zu kommen.

3. *Sorgen Sie dafür, dass Ihr Akku nicht leerläuft*
Damit ist gemeint, dass Ihre »Work-Life-Balance« ausgeglichen sein sollte. Folgende Möglichkeiten bieten sich an:
- Legen Sie im Verlauf des Tages immer wieder auch kleinere Pausen ein.
- Vor allem nach einer nicht erholsamen Nacht (zum Beispiel bei nächtlichen Attacken) kann es sinnvoll sein, später am Arbeitsplatz zu erscheinen (zum Beispiel Gleitzeit oder individuelle Absprachen mit dem Arbeitgeber). Eine andere Möglichkeit ist die Krankschreibung, um ausreichende Erholung zu gewährleisten.
- Mit der Praxisübung zu diesem Kapitel (»Den inneren Akku aufladen«) haben Sie die Gelegenheit, Ihre Work-Life-Balance zu reflektieren und Verbesserungen zu planen.

3.4 Neurostimulation

Neurostimulation bedeutet, dass Nerven mit Stromimpulsen gezielt stimuliert werden. Da die medikamentöse Behandlung des Clusterkopfschmerzes zum Teil mit Nebenwirkungen verbunden ist und nicht alle Betroffenen darauf ausreichend gut ansprechen, wurden in den vergangenen Jahren unterschiedlichste technische Verfahren der Neurostimulation entwickelt. Ein großer Nachteil der für Clusterkopfschmerz angewendeten Neurostimulationsverfahren ist, dass diese invasiv sind. Das heißt, es ist ein operativer Eingriff erforderlich, bei dem eine Stimulationselektrode implantiert wird. Sowohl während der Operation als auch in der Folgezeit können erhebliche Komplikationen auftreten. Eine Operation zur Neurostimulation sollte daher nur in Ausnahmefällen und bei sehr schweren Krankheitsverläufen in Erwägung gezogen werden.

Tiefe Hirnstimulation

Da gezeigt werden konnte, dass der Hypothalamus eine Rolle beim Entstehen und Auftreten von Clusterkopfschmerzattacken spielt, wurde ein Verfahren entwickelt, bei dem operativ gezielt eine dünne Stimulationselektrode in diese Hirnregion vorgeschoben wird. Mit niedrigen elektrischen Strömen wird versucht, den Clusterkopfschmerz prophylaktisch zu beeinflussen. Einige Betroffene konnten damit eine gute Verbesserung erzielen, es wurde aber auch ein Todesfall berichtet, weil es zu einer Blutung im Gehirn kam. Dieses Verfahren ist sehr invasiv und kann als Standardbehandlung nicht empfohlen werden.

Nervus occipitalis-Stimulation

Wegen des guten Ansprechens einer Nerveninfiltration (GON-Block, ▶ Kap. 2.2) wurde eine Technik entwickelt, bei der elektrische Stimulationselektroden am Hinterkopf unter der Kopfhaut zum *Nervus occipitalis* vorgeschoben und implantiert werden. In Abhängigkeit von der Stromstärke bemerken die Betroffenen bei eingeschaltetem Stimulator ein sanftes Kribbeln am Hinterkopf. Der Impulsgeber (Generator) wird dabei in der Regel in der Flanke implantiert. Es gibt Geräte mit aufladbaren Batterien, die von außen durch die Haut regelmäßig geladen werden können. Die Stimulation erfolgt kontinuierlich und nicht nur in Clusterkopfschmerzattacken. Das Verfahren ist aufwändig, aber wirksam. In Studien konnte mehr als die Hälfte der so Behandelten eine deutliche Reduktion, manchmal auch zeitweise Attackenfreiheit erreichen (Fontaine et al. 2011). Häufig ist ein Prozess über mehrere Monate erforderlich, bis die optimale Stimulationseinstellung gefunden wurde. Es wurden in allen Studien Komplikationen wie Brüche der Stimulationselektroden, Batterieversagen und Infektionen beobachtet, die eine erneute Operation bei etwa der Hälfte der Betroffenen erforderlich machten. Das Verfahren eignet sich somit nur für Betroffene, bei denen die medikamentöse Behandlung nicht erfolgreich ist oder nicht vertragen wird. Leider lässt das Ansprechen auf eine Occipitalisblockade keine Vorhersage darüber zu, ob eine Occipitalisstimulation wirksam ist. Da bei einseitiger Stimulation beobachtet wurde, dass der Clusterkopfschmerz die Seite wechseln kann, wird heutzutage immer beidseitig eine Elektrode implantiert. Die Auswahl und Beratung der Betroffenen sollten nur in Zentren erfolgen, die mit der Standardbehandlung des Clusterkopfschmerzes große Erfahrung haben und in der Lage sind, auch alle Therapien anzubieten und ggf. zu kombinieren. Die Operation sollte in einem neurochirurgischen Zentrum erfolgen, das sowohl mit der Erkrankung als auch mit dem operativen Eingriff vertraut ist und das eine regelmäßige Nachbetreuung sicherstellen kann.

Stimulation und Behandlung am *Ganglion sphenopalatinum*

Ein zentraler Umschaltknoten (Ganglion) des unwillkürlichen Nervensystems am Kopf ist das *Ganglion sphenopalatinum*. Über dieses Ganglion werden Nervenfasern geleitet, die für Naselaufen und Augentränen in der Attacke verantwortlich sind. Es wurde daher eine Ministimulationselektrode (Pulsante™) entwickelt, die durch den Mund über einen Schnitt am Oberkiefer unter Röntgendurchleuchtung zum Ganglion vorgeschoben und mit Schrauben am Oberkiefer befestigt wird. Die Operation wird unter Narkose durchgeführt. Das Verfahren zeigte in mehreren Studien seine Wirksamkeit auf akute Clusterkopfschmerzattacken und hatte bei einem Teil der Patienten auch einen prophylaktischen Effekt (z.b. Schoenen et al. 2013). Das Verfahren ist sehr aufwändig und bedarf einer engmaschigen Programmierung der Elektroden, es wirkte auch nicht bei jedem Betroffenen. An Nebenwirkungen wurde eine meist im Laufe der Zeit abnehmende Gefühlsstörung im Bereich der Wange beobachtet. Der Hersteller ist nicht mehr aktiv, so dass die vor einigen Jahren operierten Patienten keinen Ansprechpartner mehr haben bzw. es keinen technischen Service gibt.

Stimulation des *Nervus vagus*

Der *Nervus vagus* ist einer der wichtigsten Nerven des unwillkürlichen vegetativen Nervensystems. Im Rahmen der Epilepsiebehandlung wurden implantierbare Stimulatoren entwickelt, die Strom im Bereich des Halses auf den *Nervus vagus* abgeben, der dort in direkter Nachbarschaft zur Halsschlagader liegt. Einige wenige dieser Epilepsiepatienten litten zusätzlich an einem Clusterkopfschmerz und berichteten eine Verbesserung dieser Erkrankung. Ein Hersteller entwickelte daher einen Vagus-Stimulator zur Akuttherapie und Prophylaxe des Clusterkopfschmerzes. Der Vagus-Stimulator muss nicht implantiert werden, sondern dieser gibt von außen am Hals für 90 Sekunden eine Stimulation durch die Haut ab. Über einige Jahre wurden eine Reihe von Studien zur Wirksamkeit durchgeführt, die bei einem Teil der Patienten gute Effekte zeigten (z.B. Holle-Lee und Gaul 2016). Es gelang allerdings nicht, eine Kostenübernahme für die Behandlung in Deutschland zu erreichen, so dass der Hersteller aktuell in Deutschland nicht mehr aktiv ist.

3 Attackenvorbeugung – prophylaktische Maßnahmen

Besonders wichtig

- Vorbeugende Maßnahmen zur Verringerung der Häufigkeit und Schwere von Clusterkopfschmerzattacken werden als »Attackenprophylaxe« bezeichnet.
- Es gibt eine ganze Reihe von Medikamenten zur Attackenprophylaxe. Die Standardmedikation umfasst Verapamil und Lithium. Wie bei jedem Medikament gilt es, Nutzen, Risiken und Nebenwirkungen der Medikamente gemeinsam mit dem behandelnden Arzt zu besprechen.
- Ein ausgeglichener Lebensstil kann zusätzlich zur Attackenprophylaxe beitragen. Außerdem können mit einem ausgeglichenen Lebensstil die Belastungen der Erkrankung besser abgefangen werden.
- Zu einem ausgeglichenen Lebensstil gehört es, Maß zu halten, regelmäßig Entspannung zu praktizieren und auf eine gute »Work-Life-Balance« zu achten.
- Verfahren der Neurostimulation können zu erheblichen Komplikationen führen und sollten nur in Ausnahmefällen angewendet werden.

Praxisübung zu Kapitel 3

Den inneren Akku aufladen

Ein ausgeglichener Lebensstil, also eine gute »Work-Life-Balance«, kann sich günstig auf den Krankheitsverlauf auswirken und außerdem Begleiterkrankungen verhindern.

Im Alltag gibt es viele Erlebnisse, die uns Energie kosten (zum Beispiel Misserfolg haben, kritisiert werden, etwas Unangenehmes erledigen). Diese Erlebnisse ziehen emotional Kraft und können den »inneren Akku« entladen. Auf der anderen Seite gibt es Dinge, die uns guttun und Energie geben (zum Beispiel Erfolg haben, Lob erhalten, etwas Angenehmes tun). Mit diesen Dingen können wir unseren »inneren Akku« wieder aufladen. Körperlich anstrengende, aber als positiv erlebte Aktivitäten können Energie geben: Wenn wir uns z.b. beim Fitnesstraining »ausgepowert« haben, so fühlen wir uns danach meistens besser, der innere Akku ist aufgeladen. Körperlich weniger anstrengende Tätigkeiten, die aber eher unangenehm oder emotional anstrengend sind, können hingegen Energie kosten: Zum Beispiel fühlen wir uns nach einem langen, einseitigen Arbeitstag mit vielen nervigen Ereignissen oft erschöpft und müde (obwohl wir körperlich vielleicht nicht viel Energie verbraucht haben). Auch Kopfschmerzattacken kosten Kraft.

Mit einer guten »Work-Life-Balance« geht es also um die mentale Energiebilanz. Mentale Krafteinnahmen und Kraftausgaben sollten sich die Waage halten. Wenn wir über längere Zeit mehr Kräfte ausgeben als Kräfte einnehmen, kann der eigene, innere Akku »leerlaufen«. Wir können in einen Erschöpfungszustand geraten und es besteht die Gefahr, dass wir erkranken.

Mit dem ▶ Übungsblatt 3: »Den inneren Akku aufladen« haben Sie die Gelegenheit, über Ihre eigenen »Energiefresser« und »Energielieferanten« nachzudenken. Dabei können Sie überlegen, ob Sie an Ihrer Energiebilanz etwas ändern können und möchten.

3 Attackenvorbeugung – prophylaktische Maßnahmen

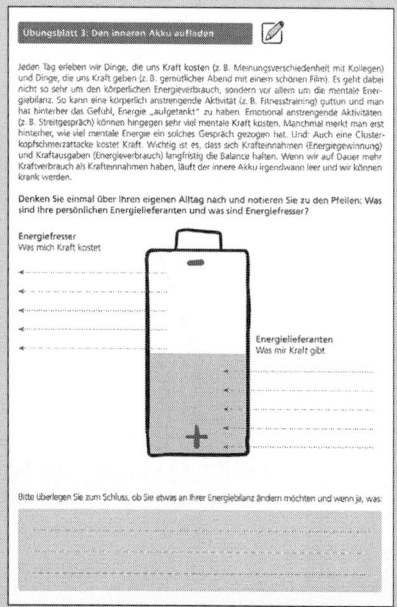

Übungsblatt 3: Den inneren Akku aufladen (Muster-Ansicht)

Den Weblink, unter dem alle Übungsblätter zum Download verfügbar sind, finden Sie ganz hinten in diesem Buch unter ▶ Kap. Zusatzmaterial zum Download.

4 Das Leben organisieren – Unterstützung erhalten

> **Ziele dieses Kapitels**
>
> - Sie pflegen Ihre sozialen Kontakte und wissen, wie Sie am besten mit anderen über Ihre Erkrankung sprechen.
> - Sie wissen, welche professionellen Unterstützungsmöglichkeiten es gibt.

Die Erkrankung wirkt sich auf alle wichtigen Lebensbereiche aus: Familie, Partnerschaft, Beruf und Ausbildung, Freizeit und Hobbys, Freundschaften. Im Idealfall erhalten Sie von allen Seiten Unterstützung und Verständnis. Andererseits machen nicht wenige von der Erkrankung Betroffene die Erfahrung, dass eine Partnerschaft scheitert, der Arbeitsplatz verloren geht und sich Freunde zurückziehen. Häufig wissen Familie, Freunde oder Kollegen nicht, wie sie sich verhalten sollen und können mit der Erkrankung nur schwer umgehen. Soll das Thema Krankheit offen angesprochen oder lieber »umschifft« werden? Da soziale Unterstützung aber enorm hilfreich sein kann, ist es wichtig zu wissen, wie man über die Erkrankung spricht und wie man weiter Kontakte pflegt. *Erwarten Sie nicht, dass Ihre Umgebung Sie und Ihre Krankheit ohne Informationen von selbst versteht.*

Dass dieses Thema wichtig ist, zeigen auch die folgenden beispielhaften Fragen, die oft von Betroffenen gestellt werden:

- »Wie spreche ich an, dass ich mich heute nicht zu einem Termin traue, da ich erwarte, dass dreimal am Tag der Cluster zuschlägt?«

- »Wie erkläre ich, dass ich in der Clusterattacke ein ganz anderer Typ bin als sonst und plötzlich aggressiv werde? Ich meine das doch nicht persönlich.«
- »Wie kann ich dem anderen beibringen, dass es besser ist, in der halben Stunde, bis die Attackenmedikation wirkt, auf Distanz zu gehen?«
- »Wie erkläre ich meinem Chef, dass ich für drei Monate im Jahr den Rucksack mit der Sauerstoffflasche mit ins Büro schleppe?«
- »Wie kann ich vermitteln, dass ich nervös werde, wenn die Sauerstoffflasche fast leer ist, weil die neue noch nicht geliefert ist?«

Es gibt keine Standardantwort auf all diese Fragen. Einige Empfehlungen für kritische Gesprächssituationen gibt es in ▶ Kap. 4.2 (»Kommunikationsregeln«). Mit dem am Ende vorgestellten Übungsblatt 4 ist es möglich, sich auf anspruchsvolle Gespräche vorzubereiten.

Sozialer Rückzug bei Clusterkopfschmerzbetroffenen ist häufig. Oft passiert dies aus Angst vor Kopfschmerzattacken oder negativen Reaktionen, aus Frust über mangelndes Verständnis oder aufgrund von Erschöpfung. Für manche ist es schwer auszuhalten, dass das Umfeld die Attacken oder die Beeinträchtigungen (z. B. reduzierte körperliche Leistungsfähigkeit, geschwollene Beine) mitbekommt, sie wollen als »stark« angesehen werden. Andere ärgert es, dass sie während der Episoden oder bei chronischem Verlauf bei gesellschaftlichen Anlässen und Treffen keinen Alkohol trinken sollen und verzichten daher ganz auf die Teilnahme. Sich von allen und jedem zurückzuziehen ist jedoch langfristig keine gute Lösung, denn auch Einsamkeit kann krank machen. Wenn Sie auf Unterstützung, Ablenkung oder schöne Erlebnisse dauerhaft verzichten, können Sie die Belastungen durch den Schmerz schlechter ausgleichen. Was können Sie also tun?

1. Pflegen Sie Ihr soziales Netzwerk, beruflich wie privat (▶ Kap. 4.1).
2. Kommunizieren Sie angemessen: Teilen Sie sich mit und stellen Sie Fragen (▶ Kap. 4.2).
3. Lassen Sie sich auch von professioneller Seite unterstützen (▶ Kap. 4.3).
4. Informieren Sie Angehörige bzw. das engere Umfeld über wichtige Aspekte der Erkrankung. Tipps für Angehörige finden Sie in ▶ Kap. 4.4.
5. Bereiten Sie sich auf anspruchsvolle Gespräche vor (▶ Übungsblatt 4).

4.1 Das soziale Netz

Unter dem sozialen Netz verstehen wir alle Menschen, die Sie persönlich kennen und von denen Sie Unterstützung erwarten können. Grundsätzlich gilt »Qualität« geht vor »Quantität«, d. h. wenige gute Bezugspersonen sind wertvoller als viele oberflächliche Bekanntschaften, wobei meist beides vorhanden ist. Wenn Sie möchten, können Sie sich einmal aufzeichnen, wie Ihr soziales Netz aussieht. Sie benötigen lediglich ein leeres Blatt Papier und einen Stift. Es bietet sich die Darstellung als Organigramm mit Ihnen als Mittelpunkt an. Durch die Abstände der Namen zu Ihrem eigenen Feld können Sie die Bedeutung und persönliche Nähe darstellen (▶ Abb. 4.1).

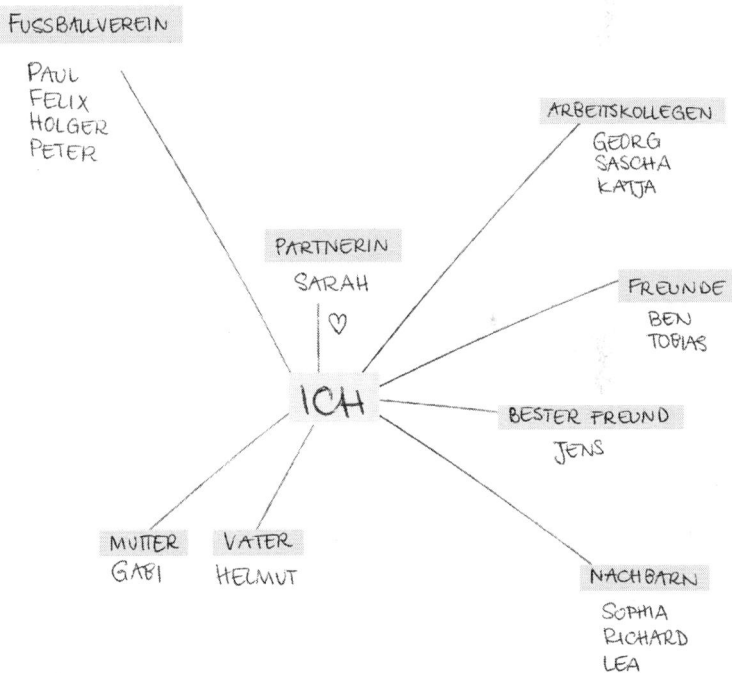

Abb. 4.1: Beispiel für Darstellung eines sozialen Netzes als Organigramm

4 Das Leben organisieren – Unterstützung erhalten

Denken Sie nach dem Zeichnen des Organigramms darüber nach, wie zufrieden Sie mit Ihrem sozialen Netz sind. Wo gibt es Verbesserungsmöglichkeiten, was möchten Sie ändern? Welche Personen sind für Sie eine Unterstützung beim Umgang mit Clusterkopfschmerz und warum?

Ich möchte Folgendes ändern:

_____

_____

_____

_____

Nachfolgend werden mehrere Möglichkeiten vorgestellt, das eigene soziale Netz zu verbessern. Hierbei haben wir einige Fragen zum Nachdenken formuliert.

Acht Möglichkeiten zur Verbesserung des eigenen sozialen Netzwerkes

1. Suchen Sie sich ein Hobby, das zu Ihnen passt und auf das Sie Lust haben. Suchen Sie sich Gleichgesinnte in diesem Hobby. Falls Sie schon ein Hobby oder mehrere Hobbies haben: Ist dieses Hobby (noch) das Richtige für Sie? Sind Sie mit Ihren vorhandenen Hobbies erfüllt? Im Englischen gibt es eine lange Liste von möglichen Hobbys: https://en.wikipedia.org/wiki/List_of_hobbies
2. Treten Sie einem für Sie passenden Verein bei. In Deutschland gibt es 620.000 Vereine mit über 50 Millionen Mitgliedern. Neue Freunde lernt man am besten im Verein kennen.
3. Auch das Engagement in der Selbsthilfe kann eine Möglichkeit sein. Hier treffen Sie auf andere Betroffene und können sich gegenseitig unterstützen. Für Betroffene mit Clusterkopfschmerz gibt es ein sehr aktives Selbsthilfenetzwerk, das bundesweit in der CSG e. V. organisiert ist und aus vielen regionalen Gruppen besteht (https://www.clusterkopf.de/).

4. Warten Sie nicht, bis sich Ihre Freunde bei Ihnen melden. Werden Sie aktiv und melden Sie sich selbst. Wann haben Sie zuletzt einen Freund angerufen?
5. Sehen Sie über kleine Fehler und Schwächen (z. B. notorisches Zuspätkommen) Ihrer Freunde hinweg. Das gilt natürlich auch für den Partner, Arbeitskollegen usw. – niemand ist perfekt. Wann haben Sie sich zuletzt über eine Ihnen bekannte Person aufgeregt? War das wirklich nötig? Warum hat sich diese Person so verhalten?
6. Bieten Sie Ihren Freunden (Partner, Arbeitskollegen usw.) Ihre Hilfe an. Natürlich kann man nicht immer und jedem helfen. Aber: Wann haben Sie zuletzt einer Person aus Ihrem Umfeld geholfen?
7. Geben Sie positives Feedback. Loben Sie und bedanken Sie sich bei anderen Personen aus Ihrem Umfeld (Freunde, Partner, Arbeitskollegen, Vorgesetzter). Wann haben Sie sich zuletzt bei Ihrem Vorgesetzten bedankt? Seien Sie dabei authentisch.
8. Versetzen Sie sich in die Lage des anderen. Was tut diese Person für Sie? Mit welchen Belastungen und Schwierigkeiten hat diese Person zu kämpfen?

Wahrscheinlich sind nicht alle diese Ideen für Sie passend. Überlegen Sie aber im Anschluss, welche der genannten Möglichkeiten für Sie interessant sind. Welche Möglichkeit(en) möchten Sie in der nächsten Zeit ausprobieren?

Ich möchte Folgendes ausprobieren:

_____
_____
_____
_____

4.2 Kommunikationsregeln – wie man mit anderen reden sollte

Vermutlich haben Sie selbst schon die Erfahrung gemacht, dass ein Streitgespräch viel mehr emotionale Kraft kostet als ein angenehmes Gespräch, bei dem man sich einig ist. Unabhängig davon: Streitgespräche und aggressive verbale Auseinandersetzungen tragen meist zur Verschlechterung von Beziehungen bei – im beruflichen wie im privaten Leben. Vermeiden Sie daher nach Möglichkeit, aggressiv zu werden, andere zu beschuldigen oder zu beleidigen. Das heißt natürlich nicht, dass Sie sich alles gefallen lassen sollten. Treten Sie für Ihre berechtigten Interessen und Bedürfnisse ein – aber bleiben Sie sachlich und freundlich.

Die fünf goldenen Regeln der Kommunikation

Die folgenden fünf Kommunikationsregeln können dazu beitragen, dass ein Gespräch positiv verläuft und nicht im Streit eskaliert.

1. Bleiben Sie konkret.
Beziehen Sie sich bei Ihren Aussagen auf konkrete Ereignisse bzw. konkretes Verhalten. Ungünstig sind Verallgemeinerungen wie »nie« oder »immer«. Solche Verallgemeinerungen ermutigen Ihren Gesprächspartner zum »Gegenschlag« (»das stimmt doch gar nicht, neulich habe ich …«) und der Streit kann eskalieren.

Richtig: »Ich hatte gestern den Eindruck, dass du gerne mit mir spazieren gegangen wärst. Ich war leider nicht dazu in der Lage, zu spazieren, weil ich sehr erschöpft von meiner nächtlichen Kopfschmerzattacke war. Ich hoffe, du verstehst das.«

Falsch: »Du verstehst nie, wie schlecht es mir geht. Du hast ja keine Ahnung, was ich in so einer Attacke durchmache.«

2. Teilen Sie sich mit (eigene Gedanken und eigene Gefühle benennen).

Benennen Sie eigene Gefühle. Gefühle können positiv (Freude, Zufriedenheit, Glück) oder negativ (Unsicherheit, Sorge, Angst, Panik, Genervtheit, Ärger, Wut, Unzufriedenheit) sein. Ein Kennzeichen von Gefühlen ist es, dass sich diese mit einem Wort beschreiben lassen. Und: Sprechen Sie von sich (»Ich-Botschaft«). Das Wort »Du« kann vom Gegenüber als Angriff gewertet werden, so dass das Gespräch schnell eskalieren kann.

Richtig: »Ich bin besorgt, dass unsere Partnerschaft leidet, weil ich am Wochenende den Ausflug nicht mitmachen konnte.« [Gefühl = Sorge] »Ich bin selbst traurig, dass ich nicht dabei sein konnte.« [Gefühl = Bedauern] »Ich habe Angst, dass du mich deswegen irgendwann verlässt.« [Gefühl = Angst]

Falsch: »Du interessierst dich ja immer nur für deine eigenen Sachen. Nie fragst du mich, wie es mir geht.« oder: »Nein, es macht mir gar nichts aus, zu Hause zu bleiben. Ich habe eh keine Lust.«

3. Hören Sie aktiv zu, in dem Sie das Gesagte Ihres Gegenübers zusammenfassen.

Wenn Sie die Äußerungen Ihres Gegenübers gelegentlich zusammenfassen, geben Sie diesem das Gefühl, dass Sie tatsächlich zuhören. Außerdem lassen sich so Missverständnisse vermeiden.

Richtig: »Wenn ich das richtig verstehe, war dein Arbeitstag heute sehr anstrengend. Du hättest jetzt gerne deine Ruhe.«

Falsch: »Ich sehe das so: nach einem anstrengenden Tag sollte man Sport treiben. Lass dich doch nicht so hängen.«

4. Stellen Sie offene Fragen.
Eine offene Frage beginnt immer mit einem »W« (»Warum, Wann, Wo, Wie, Wieso«). Dadurch erfahren Sie mehr über Ihr Gegenüber und das Gespräch bleibt am Laufen. Geschlossene Fragen hingegen können mit »Ja« oder »Nein« beantwortet werden und schnell ist das Gespräch beendet.

Richtig: »Wie hast du dich gestern Nachmittag gefühlt?«

Falsch: »Hattest du gestern keine Lust, etwas mit mir zu unternehmen?«

5. Geben Sie positive Rückmeldungen.
Lob funktioniert meistens besser als Kritik. Also sparen Sie nicht mit positiver Rückmeldung, auch für (vermeintlich) selbstverständliche Dinge.

Richtig: »Ich freue mich, dass du mir das mitgeteilt hast.«

Falsch: »Wir müssen öfter miteinander reden.«

Wenn Sie diese Regeln beherzigen, können Sie schwierige Gesprächsverläufe oder Streit verhindern. Meinungsverschiedenheiten können so eher sachlich und ohne Eskalation geklärt werden. Allerdings ist es nicht einfach, all diese Regeln in jeder Gesprächssituation zu beachten. Wie auch andere Menschen mit chronischen Schmerzen sind Personen mit trigeminoautonomen Schmerzen mitunter gereizt und angespannt. Auch hat jeder mal einen schlechten Tag. Selbst der beste Kommunikationstrainer kann mal verbal »daneben« greifen. Seien Sie also nicht zu streng mit sich selbst – nicht jedes Gespräch gelingt gleich gut. Falls Sie sich mal im Ton vergriffen haben, können Sie sich immer noch im Anschluss entschuldigen. Außerdem gibt es bestimmte Situationen (zum Beispiel langjähriger Konflikt), die so verfahren sind, dass sich diese auch mit den besten Kommunikationsregeln nicht mehr lösen lassen. In diesem Fall ist es sinnvoll, ggf. den Kontakt zu beenden oder professionelle Unterstützung (▶ Kap. 4.3) hinzuzuziehen.

Kommunikation in schwierigen Situationen

Im Folgenden wird auf Situationen eingegangen, die im Alltag von Clusterkopfschmerzbetroffenen vorkommen und die eine Herausforderung sein können.

- *Telefonat mit der Medizinischen Fachangestellten in der Arztpraxis: Sie brauchen zu Beginn einer Kopfschmerzepisode dringend einen Termin, werden aber vertröstet.*

Bleiben Sie freundlich und erklären Sie, dass Sie als Clusterkopfschmerzpatient sofort auf Medikamente angewiesen sind, dass Sie unter extremen Schmerzen leiden und tatsächlich ein dringender Behandlungsbedarf besteht, der keinen Aufschub erlaubt. Bitten Sie, falls das nicht ausreicht, um Rücksprache mit dem behandelnden Arzt.

- *Gespräch mit dem Hausarzt: Sie benötigen ein neues Rezept, der Hausarzt hat aber Bedenken und möchte nicht noch mehr Triptane verschreiben.*

Fragen Sie den Arzt nach dem Grund für seine Bedenken und hören Sie offen zu. Wiederholen Sie die Informationen zur medikamentösen Therapie, die Sie vom Facharzt erhalten haben oder verweisen Sie auf die entsprechenden Arztbriefe. Erlauben Sie einen Austausch zwischen den Ärzten (Schweigepflichtentbindung). Eventuell ist es auch sinnvoll, die Prophylaxetherapie weiter zu optimieren, um so die Attackenanzahl zu verringern. Dies kann beim Facharzt erfolgen. Bedenken Sie, dass Sie mit Druck eventuell das Gegenteil dessen erreichen, was Sie wollen.

- *Sie haben den Eindruck, dass jemand Clusterkopfschmerz nicht ernst nimmt oder als »Kopfweh« abtut.*

Clusterkopfschmerz und andere trigeminoautonome Kopfschmerzen sind selten. Die meisten Menschen haben noch nie davon gehört. Manche Menschen hatten allgemein noch nie stärkere Kopfschmerzen und können sich dementsprechend nicht vorstellen, was es bedeutet, an Clusterkopfschmerz zu leiden. Überlegen Sie: Ist es für Sie und die Beziehung zu der

Person wichtig, dass diese nachvollziehen kann, wie es Ihnen geht? Lohnt es und ist es die geeignete Gelegenheit, eine Rückmeldung und sachliche Information zu geben? Wie viel Information ist nötig? Beherzigen Sie auch hier: Melden Sie Ihren Eindruck zurück, dass Sie sich nicht verstanden fühlen und wie es Ihnen damit geht. Vermeiden Sie Vorwürfe, machen Sie stattdessen Vorschläge oder formulieren Sie Wünsche, was es für Sie besser machen würde. Nicht jeder kann oder will Clusterkopfschmerz verstehen.

- *Gespräch am Arbeitsplatz: Sie wollen dem Vorgesetzten oder Kollegen erklären, wozu Sie Sauerstoff benötigen und mitbringen müssen.*

Wenn Sie Vor- und Nachteile abgewogen und sich entschieden haben, am Arbeitsplatz offen mit der Erkrankung umzugehen oder zumindest einen Teil (Chef, Team, einzelne Kollegen) ins Vertrauen zu ziehen, kann Ihnen das Druck nehmen. Auch hier ist sachliche Information in angemessenem Umfang wichtig (Welche Information ist notwendig?). Erklären Sie, wozu Sie Sauerstoff benötigen und betonen Sie, dass dieser eine gute Möglichkeit ist, Attacken zu lindern und zu verkürzen.

- *Sie haben mehrfach täglich Attacken und entscheiden daher, an einer Aktivität nicht teilzunehmen.*

Wenn Sie für sich abgewogen haben, ob eine Teilnahme Sie derzeit überfordern oder vielleicht eher helfen würde, und Sie absagen wollen, dann tun Sie dies. Seien Sie authentisch und drücken Sie ggf. Ihr Gefühl dabei aus (zum Beispiel Enttäuschung: »Leider kann ich nicht kommen, sehr schade.«). Eine Rechtfertigung ist nicht notwendig. Je nach Art des Termins und je wichtiger Ihnen eine Beziehung ist, desto eher möchten Sie vielleicht dennoch den Grund der Absage erklären (»Wegen der Schmerzattacken ist mir das aktuell zu viel.« oder »Sehr gerne, wenn es mir wieder besser geht.«)

- *Sie sind gereizt oder aggressiv und stellen fest, dass Sie jemanden verärgert haben.*

Wenn Sie noch in der Situation sind, können Sie sich zurückziehen, bis Sie sich wieder im Griff haben. Dann können Sie in Ruhe, wenn es Ihnen besser geht, mit der Person sprechen. Erklären Sie, dass es nicht Ihre Absicht war, die Person zu verärgern oder vor den Kopf zu stoßen und bedauern Sie, dass dies geschehen ist. Werben Sie um Verständnis und treffen Sie ggf. Absprachen, wie in Zukunft mit Aggressivität und Reizbarkeit bei Schmerz umgegangen werden soll.

4.3 Professionelle Unterstützung

Dreh- und Angelpunkt der professionellen Unterstützung ist Ihr behandelnder Arzt. Zuständig für die Behandlung von Kopfschmerzerkrankungen sind Fachärzte wie Neurologen oder Schmerztherapeuten. Doch es gibt noch weitere wichtige Möglichkeiten, sich behandeln und unterstützen zu lassen – nutzen Sie diese. Im Folgenden genannte Personen oder Institutionen können eine professionelle Behandlung oder Unterstützung bieten.

Hausarzt

Der Hausarzt ist zunächst der zentrale Ansprechpartner in Sachen Gesundheit. Zusammen mit einem Facharzt und ggf. einem Psychotherapeuten kann dieser die optimale Behandlung für Sie koordinieren. Der Hausarzt kennt die Erkrankung Clusterkopfschmerz häufig nicht und auch nicht die Behandlungsdetails. Sie selbst sind neben Arztbriefen Bote zwischen Facharzt und Hausarzt. Zum Beispiel ist nicht der Hausarzt allein dafür verantwortlich, dass Sie bei einer Verapamiltherapie das EKG kontrollieren lassen müssen. Werden Sie aktiv und berichten Sie, dass die Verapamildosis erhöht wurde und eine EKG-Kontrolle nötig ist.

Facharzt (Neurologe und Schmerztherapeut)

Der für Clusterkopfschmerz und andere trigeminoautonome Kopfschmerzerkrankungen zuständige Facharzt ist der Neurologe und/oder ein Schmerztherapeut. Ein solcher Facharzt hat im Idealfall ein fundiertes Wissen über Kopfschmerzerkrankungen und ihre Behandlung. Doch nicht jeder Neurologe oder Schmerztherapeut ist auf Clusterkopfschmerz spezialisiert. Lassen Sie sich im Zweifelsfall an einen Kopfschmerzexperten verweisen. Eine Liste von zertifizierten Kopfschmerzexperten finden Sie auf der Homepage der Deutschen Migräne- und Kopfschmerzgesellschaft (DMKG: https://www.dmkg.de/kopfschmerzexperten). Auch in der regionalen Selbsthilfegruppe können Sie sich austauschen, welcher Arzt sich besonders gut auskennt.

Psychotherapeut

Das Ziel einer psychotherapeutischen Behandlung ist die Unterstützung bei der Krankheitsbewältigung, also die Linderung von Beschwerden und die Verringerung von krankheitsbedingten Beeinträchtigungen. Häufig ist die psychische Belastung gerade am Anfang einer Kopfschmerzerkrankung hoch. Aber auch bei langjähriger Erkrankung kann gezielte Unterstützung weiterhelfen. Eine Psychotherapie ist vor allem sinnvoll bei

- starker Beeinträchtigung im Alltag, hoher emotionaler Belastung (z. B. Ängste, Stress),
- Selbstverletzung und Suizidgedanken sowie
- zusätzlichen psychischen Erkrankungen (Depression, Angststörung).

Grundlage für eine funktionierende Psychotherapie ist eine gute Vertrauensbasis zum behandelnden Psychotherapeuten (»die Chemie muss stimmen«). Daher gibt es bei einer von den gesetzlichen Krankenkassen finanzierten Psychotherapie die Möglichkeit, Probesitzungen (»probatorische Sitzungen«) durchzuführen. Die Kosten für eine Psychotherapie übernimmt bei einem niedergelassenen Psychotherapeuten mit Kassenzulassung die Gesetzliche Krankenversicherung (GKV). Bei Privat-

4.3 Professionelle Unterstützung

versicherten gilt es, die Möglichkeit und den Umfang der Kostenübernahme mit der Versicherung im Vorfeld abzuklären.

Approbierte Psychotherapeuten haben ein abgeschlossenes Studium, eine mehrjährige Weiterbildung und ein Staatsexamen, das zu heilkundlicher Tätigkeit bei psychischen Erkrankungen befähigt. Es gibt zudem Psychotherapeuten, die zusätzlich eine Weiterbildung zum Speziellen Schmerzpsychotherapeuten abgeschlossen haben. In der Psychotherapie werden verschiedene Ansätze vertreten. Wissenschaftlich anerkannt sind Verhaltenstherapie, Tiefenpsychologisch fundierte Therapie, Psychoanalyse und Systemische Psychotherapie. In der Kopfschmerztherapie ist vor allem für verhaltenstherapeutische Konzepte eine Wirksamkeit nachgewiesen.

Hier finden Sie verschiedene Möglichkeiten zur Psychotherapeutensuche:

- *Deutsche Gesellschaft für psychologische Schmerztherapie und -forschung e. V. (DGPSF):*
  www.schmerzpsychotherapie.de/therapeuten
- *Bundespsychotherapeutenkammer (BPtK):*
  www.bptk.de/service/therapeutensuche/
  Auf dieser Seite werden Sie auf die jeweilige Landespsychotherapeutenkammer weitergeleitet.
- *Psychotherapie-Informationsdienst (PID)* des Berufsverbandes Deutscher Psychologinnen und Psychologen (BDP e. V.):
  www.psychotherapiesuche.de/
  Geben Sie auch hier die erforderlichen Merkmale (z.B. »Schmerzzustände«) an.
- *Kassenärztliche Bundesvereinigung (KBV):*
  www.kbv.de/html/432.php
  Hier besteht die Möglichkeit, über die jeweilige kassenärztliche Vereinigung des Bundeslandes eine gezielte Psychotherapeutensuche zu starten.
- *DMKG-Kopfschmerzexperten:*
  www.dmkg.de/kopfschmerzexperten

Vermutlich kennen viele niedergelassene Psychotherapeuten die Erkrankung Clusterkopfschmerz zunächst nicht. Es gibt aber nicht wenige Psychotherapeuten, die bereit sind, sich auch mit einem eher seltenen Krankheitsbild zu befassen. Außerdem kann Ihnen der Facharzt Hinweise geben, welche Psychotherapeuten in der Umgebung als Behandler in Frage kommen.

Selbsthilfegruppen

Eine wichtige, unkomplizierte und effektive Möglichkeit, sich unterstützen zu lassen, ist die Teilnahme an einer Selbsthilfegruppe. Hier finden Sie Menschen, die an der gleichen Erkrankung leiden. Der Austausch mit Leidensgenossen kann oft sehr entlastend sein. Der Dachverband von Selbsthilfegruppen für Clusterkopfschmerz ist der »Bundesverband der Clusterkopfschmerz-Selbsthilfe-Gruppen (CSG) e. V.« (www.clusterkopf. de/). Hier finden Sie Informationen (Informationsbroschüren, Mitgliederzeitschrift), Ansprechpartner und niedrigschwellige Online-Angebote.

4.4 Sozialrechtliche Fragen

In diesem Kapitel werden verschiedene Begriffe rund um sozialrechtliche Fragen (z. B. Anerkennung von Behinderung) erläutert. Natürlich kann dieses Buch eine individuelle Beratung nicht ersetzen. Es soll jedoch etwas Klarheit in die zum Teil sehr verwirrenden Begrifflichkeiten bringen. Die Erläuterungen erfolgen anhand des Clusterkopfschmerzes als häufigste trigeminoautonome Kopfschmerzerkrankung. Für die anderen, selteneren Erkrankungen gilt die Einschätzung in gleicher Weise. Wichtige Sozialverbände in Deutschland sind der Sozialverband VdK (www.vdk.de/deutschland/), der Paritätische Wohlfahrtsverband (www.der-paritaetische.de/) und die Arbeiterwohlfahrt (www.awo.org/). Bei diesen Organisationen können Sie sich hinsichtlich sozialer und rechtlicher Fragen beraten lassen (z. B. finanzielle Unterstützung, Anerkennung von Behinderung, Erwerbsminderung, berufliche Situation).

Schwerbehinderung

Die Anerkennung einer Schwerbehinderung will einen Ausgleich für Einschränkungen der beruflichen, privaten und sozialen Lebensgestaltung durch eine Krankheit bieten. Gefördert werden sollen die Selbstbestimmung und die Teilhabe am Leben (auch dem Berufsleben) durch die Anerkennung als Schwerbehinderter. Der Clusterkopfschmerz und die anderen trigeminoautonomen Kopfschmerzerkrankungen können als Schwerbehinderung anerkannt werden. Die Anträge werden durch Betroffene selbst gestellt (in der Regel beim Versorgungsamt, dies ist in den Bundesländern unterschiedlich geregelt). Die Anerkennung erfolgt durch einen Feststellungsbescheid einer Behörde. In der Regel ergeht der Bescheid aufgrund schriftlich eingereichter Unterlagen zum Gesundheitszustand. Hilfreich ist es, möglichst vollständige medizinische Unterlagen mit dem Antrag einzureichen. Die ärztlichen Berichte sollten möglichst die Diagnose und die verordnete Therapie sowie das Ansprechen auf die Therapie beinhalten, denn bei der Beurteilung des Ausmaßes einer Behinderung wird auch das Ansprechen auf die bisherige Behandlung und das Ausschöpfen der therapeutischen Möglichkeiten berücksichtigt. Grundlage der Beurteilung ist die jeweils aktuelle Fassung der Versorgungsmedizinverordnung (Versorgungsmedizin-Verordnung, VersMedV). Diese enthält die Diagnose eines Clusterkopfschmerzes allerdings nicht. Zur Orientierung können die Ausführungen zur Migräne und zur Trigeminusneuralgie berücksichtigt werden. Zur vertieften Lektüre empfiehlt sich die Leitlinie der DMKG zur gutachterlichen Bewertung von Kopfschmerzerkrankungen: https://dmkg.de/files/dmkg.de/patienten/Empfehlungen/begutachtungsleitlinienkopfschmerz.pdf

Die Leitlinie schlägt vor, leichte (eine bis zwei Attacken bis 60 Minuten Dauer), mittelschwere (zwei bis vier Attacken von > 60 Minuten Dauer) und schwere Formen (> vier Attacken oder grundsätzlich lange Dauer > 180 Minuten) des Clusterkopfschmerzes zu unterscheiden. Berücksichtigt werden muss außerdem, dass die Anerkennung des episodischen Clusterkopfschmerzes als Behinderung nur bei mehrfach jährlich auftretenden Episoden oder Episoden von langer Dauer möglich ist. Für die Beurteilung des Schweregrades wird außerdem die Verteilung der Clusterkopfschmerzattacken berücksichtigt (z. B. Störung des Nachtschlafes durch häufige nächtliche Attacken). Vorgeschlagen werden folgende Bereiche für die Begutachtung und Feststellung des GdB (Grad der Behinderung), die sich teilweise überlappen:

Episodischer Clusterkopfschmerz:
Leichtgradig: GdB von 0 bis 30
Mittelgradig: GdB von 30 bis 60
Schwergradig: GdB von 30 bis 60

Chronischer Clusterkopfschmerz:
Leichtgradig: GdB von 20 bis 40
Mittelgradig; GdB von 30 bis 60
Schwergradig: GdB von 60 bis 100

Für die Erkrankung wird dann ein Einzel-GdB vergeben, für alle Erkrankungen eines Betroffenen gemeinsam wird ein Gesamt-GdB vergeben. Dabei werden die Einzel-GdB nicht addiert, sondern eine zusammenfassende Einschätzung aller Erkrankungen vorgenommen. Als schwerbehindert gilt man, wenn ein Gesamt-GdB von mindestens 50 besteht. Hieraus wird deutlich, dass mit der Diagnose eines Clusterkopfschmerzes nicht »automatisch« die Anerkennung einer Schwerbehinderung verbunden ist. Es ist wichtig, auch das Ausmaß der psychischen Beeinträchtigung durch die Erkrankung darzustellen. Gegen den Feststellungsbescheid kann man Widerspruch einlegen. Es ergeht dann ein »Widerspruchsbescheid«. Ist man auch mit dessen Feststellung nicht einverstanden, kann gegen den Bescheid beim Sozialgericht geklagt werden. Im Rahmen des Sozialgerichtsverfahrens kann dann eine Begutachtung durch einen Arzt erfolgen. Dabei sollte darauf geachtet werden, dass der Arzt das Erkrankungsbild kennt und einschätzen kann, ggf. müssen weitere zusätzliche Gutachten eingeholt werden. Die Begutachtung kann nicht durch den behandelnden Arzt erfolgen, dies würde das Vertrauensverhältnis zum Arzt stören und die Begutachtung sollte unabhängig und möglichst objektiv erfolgen. Im

4.4 Sozialrechtliche Fragen

Schwerbehindertenrecht können neben dem Grad der Behinderung Merkzeichen vergeben werden, z. B. aG (außergewöhnlich gehbehindert). Diese Merkzeichen lassen sich durch die Kopfschmerzerkrankung selbst nicht begründen.

Arbeitsunfähigkeit

Im engen Sinne bezieht sich der Begriff »arbeitsunfähig« auf eine *vorübergehende* Aufhebung des beruflichen Leistungsvermögens. Dies ist zum Beispiel bei einem grippalen Infekt der Fall. Arbeitsunfähigkeit kann sowohl beim episodischen als auch beim chronischen Clusterkopfschmerz bestehen. Dies gilt für Zeiten mit einer hohen Attackenfrequenz während der aktiven Episoden und möglicherweise noch wenige Wochen danach, bis die Arbeitsfähigkeit wieder voll hergestellt ist. Bei der Beurteilung der Arbeitsfähigkeit müssen die individuellen Anforderungen am Arbeitsplatz berücksichtigt werden. So kann bei einem Berufskraftfahrer die Arbeitsunfähigkeit in der aktiven Episode eines Clusterkopfschmerzes auch durch die Nebenwirkungen der Medikation (Schwindel, Müdigkeit, Konzentrationsstörung) begründet sein.

Berufsunfähigkeit

Die Berufsunfähigkeit beschreibt Einschränkungen der beruflichen Leistungsfähigkeit aus gesundheitlichen Gründen, wenn am konkreten Arbeitsplatz (»zuletzt ausgeübter Beruf«) dauerhaft weniger als die Hälfte der Leistung erbracht werden kann. In der gesetzlichen Rentenversicherung ist seit 2001 nur noch die Anerkennung einer Erwerbsunfähigkeit möglich. Eine Berufsunfähigkeit kann durch private Versicherungen abgedeckt werden. Die Kriterien für den Eintritt einer Berufsunfähigkeit sind in den jeweiligen Versicherungsverträgen definiert.

Erwerbsunfähigkeit

Wenn Sie aus gesundheitlichen Gründen auf absehbare Zeit nicht mehr arbeitsfähig sind, kann von der gesetzlichen Rentenversicherung eine Rente wegen Erwerbsminderung das Einkommen ersetzen. Hierbei kann je nach beruflichem Restleistungsvermögen eine volle oder eine teilweise Erwerbsminderungsrente zugesprochen werden. Der Begriff Erwerbsminderung bezieht sich auf Tätigkeiten auf dem allgemeinen Arbeitsmarkt und nicht auf einen spezifischen Beruf. Eine dauerhafte Einschränkung der beruflichen Leistungsfähigkeit kann beim Clusterkopfschmerz auftreten, wenn die Erkrankung einen schweren, chronischen und therapieresistenten Verlauf hat. Die oben genannte Leitlinie zur Begutachtung von Kopfschmerzen definiert, dass ein schwerer, therapieresistenter chronischer Clusterkopfschmerz dann vorliegt, wenn mehrere Attacken pro Tag auftreten und diese nicht befriedigend akut (Sauerstoffinhalation, Sumatriptan s. c. oder Zolmitriptan nasal) behandelt werden können oder wenn Kontraindikationen zum Einsatz der Akutmedikamente vorliegen. Zusätzlich muss eine Therapieresistenz dadurch belegt sein, dass prophylaktische Verfahren zu keiner ausreichenden Senkung der Attackenhäufigkeit oder zu nicht tolerierbaren Nebenwirkungen führen. Gefordert wird, dass wenigstens drei verschiedene Substanzen in geeigneter Dosis über einen ausreichenden Zeitraum ausprobiert worden sein müssen. Es ist also wichtig, dass der bisherige Behandlungsverlauf durch Nachweis von Verordnungen, Arztbriefen und Kopfschmerzkalendern belegt werden kann.

Der Unterschied zwischen Arbeitsunfähigkeit, Berufsunfähigkeit und Erwerbsunfähigkeit ist für den Laien meist nur schwer nachvollziehbar. Folgendes Beispiel (▶ Fallbeispiel: Arbeitsunfähigkeit, Berufsunfähigkeit und Erwerbsunfähigkeit) soll die Unterschiede der drei Begriffe verdeutlichen:

> **Fallbeispiel: Arbeitsunfähigkeit, Berufsunfähigkeit und Erwerbsunfähigkeit**
>
> Herr F., 42 Jahre alt, arbeitet seit zehn Jahren als Pilot für Passagierflugzeuge. Im Alter von 34 Jahren hatte er einen zweiwöchigen,

schweren grippalen Infekt mit Fieber. Während dieser Zeit konnte er nicht arbeiten. Die Arbeitsunfähigkeit wurde vom Hausarzt attestiert (»Krankschreibung«), das heißt, er war formal *arbeitsunfähig*. Eine Berufsunfähigkeit oder Erwerbsunfähigkeit war zu diesem Zeitpunkt *nicht* gegeben, weil Herr F. nach dem Infekt wieder vollumfänglich seiner Tätigkeit als Pilot nachgehen konnte. Im Alter von 36 trat erstmals eine Clusterepisode auf. Seit dem 42. Lebensjahr ist der Clusterkopfschmerz chronisch, mit etwa zwei Attacken pro Tag. Die Attacken können medikamentös gut behandelt werden. Aufgrund seiner Medikation ist er aber nicht mehr in der Lage, seine letzte Tätigkeit als Pilot auszuüben, er ist also *berufsunfähig*. Eine andere Arbeitstätigkeit (z. B. Bürotätigkeit als Sachbearbeiter) ist ihm allerdings noch zuzumuten, so dass eine *Erwerbsunfähigkeit* nicht vorliegt. Herr F. erhält somit keine Erwerbsminderungsrente. Da er vor Ausbruch seiner Clusterkopfschmerzerkrankung eine Berufsunfähigkeitsversicherung abgeschlossen hatte, greift diese Versicherung jetzt.

4.5 Tipps für Angehörige

Trigeminoautonome Kopfschmerzen betreffen selbstverständlich auch das direkte Umfeld der Betroffenen. Oft besteht Unsicherheit bei Angehörigen, wie sie sich am besten verhalten oder am besten unterstützen können. Meistens wissen Angehörige nicht, wohin sie sich mit Fragen und Sorgen wenden können. Der folgende Text richtet sich direkt an Angehörige und enthält für diese einige Empfehlungen. Allerdings gilt: Es gibt kein Patentrezept. Im Zweifelsfall ist es am besten, sich offen über Wünsche und Bedürfnisse auf beiden Seiten auszutauschen.

Umgang mit Betroffenen

- Clusterkopfschmerz ist bisher nicht heilbar. Es gibt aber medikamentöse Möglichkeiten, die Intensität der Schmerzattacken zu lindern und deren Dauer zu verkürzen. Außerdem kann durch medikamentöse Therapie die Attackenhäufigkeit gesenkt werden. Die Wirksamkeit und Verträglichkeit dieser Maßnahmen können individuell sehr unterschiedlich sein.
- Die Attacken treten bei vielen Betroffenen zu festen Uhrzeiten auf, können aber auch häufig spontan entstehen und sind letztendlich nicht planbar.
- Viele Clusterkopfschmerzbetroffene benötigen in der Attacke einen Rückzugsort oder eine Art Abschirmung, sogar von gut gemeinten Hilfsangeboten anderer. Generell sind Lärm und Enge, wenn möglich, zu vermeiden.
- Jede Attacke, ob behandelt oder nicht, hört früher oder später von allein auf. Es ist sinnvoll, bereits im Vorfeld Absprachen mit dem Betroffenen zu treffen, wie mit ihm während akuter Attacken umgegangen werden soll. Je konkreter die Absprachen dazu sind, desto besser (»Was hilft Dir, wie soll ich mich verhalten?«).
- Schmerzen und Schlafmangel können Gereiztheit und Aggressivität fördern. Es kann helfen, diese Erscheinungen als Teil der Erkrankung einzuordnen und nicht persönlich zu nehmen. Reagieren Sie nach Möglichkeit nicht mit Gegenaggression. Schlagen Sie stattdessen vor, das Gespräch zu einem anderen Zeitpunkt fortzuführen.
- Sprechen Sie auch nach Ende einer Episode gemeinsam über Erfahrungen. Was ist gut gelaufen? Was nicht?
- Versuchen auch Sie, mit der Erkrankung Ihres Angehörigen zu leben. Krankheitsbewältigung geht mit Ausprobieren einher. Es gibt dabei Erfolge, aber auch Enttäuschungen, das ist völlig normal. Ein dauerhafter sozialer Rückzug oder die Aufgabe von eigenen Interessen ist nicht sinnvoll.
- Bedenken Sie, dass Lob für eigenverantwortliche und aktive Krankheitsbewältigung nützlicher ist als Mitleid oder Druck. Vermeiden Sie entsprechend Überfürsorglichkeit oder Aktionismus aus Hilflosigkeit.

- Gehen Sie nicht über Leid hinweg und reden Sie nicht alles schön. Zuhören und Mut machen sind günstiger.

Darüber hinaus können Sie die Person mit Clusterkopfschmerz bei der Suche nach professioneller Hilfe unterstützen (Hausarzt, Facharzt, Psychotherapeut) und wenn gewünscht auch zu Arztbesuchen begleiten.

Suizidalität

In Deutschland nehmen sich etwa 9.000 Menschen pro Jahr das Leben. Es gibt in Deutschland also mehr Todesfälle durch Suizid als durch den Straßenverkehr. Suizidversuche und Suizide sind für Angehörige meist extrem belastende Erlebnisse. Die gute Nachricht: Es gibt Behandlungs- und Hilfsangebote für suizidale, d. h. selbstmordgefährdete Personen. Die schlechte Nachricht: Selbst für Experten (Psychotherapeuten und Ärzte) ist es oft sehr schwer, einen Suizidversuch vorherzusagen. Grundsätzlich gilt: Äußerungen von Lebensmüdigkeit oder Suizidgedanken sollten immer ernst genommen werden. Es ist ein Mythos, dass die Person, die über Suizid spricht, diese Gedanken nicht in die Tat umsetzt. Es stimmt übrigens auch nicht, dass Gespräche über Suizid erst zum Suizidversuch führen. Nachfolgend haben wir einige Empfehlungen zum Thema »Suizid« zusammengestellt.

- Es ist wichtig, offen über Suizidgedanken zu sprechen. Suchen Sie das Gespräch und fragen Sie nach. Hören Sie geduldig zu und nehmen Sie die Äußerungen des Betroffenen ernst.
- In der akuten Belastung durch Clusterkopfschmerz können Betroffene auch Suizidideen äußern, ohne einen wirklichen Sterbewunsch zu haben. Gerade in einer Phase mit vielen Attacken oder einer sehr schweren Attacke können Betroffene gelegentlich äußern, so nicht mehr weiterleben zu wollen. Überhören Sie auch dies nicht, fragen Sie nach und sprechen Sie Ihre Sorge an.
- Informationen für Angehörige finden Sie unter: www.suizidpraeventi on-dresden.de/fuer-angehorige-und-nahestehende/

4 Das Leben organisieren – Unterstützung erhalten

- Bei akuter Suizidalität, das heißt, wenn der Betroffene in unmittelbarer Gefahr ist und nicht mehr garantieren kann, sich selbst zu schützen, darf dieser nicht mehr allein gelassen werden. Gemeinsam muss ein Arzt oder ein Krankenhaus aufgesucht werden. Auch ein Notruf (Telefonnummer: 112) ist gerechtfertigt.

Suchen Sie im Zweifelsfall Unterstützung bei einem Behandler (z. B. Hausarzt), denn nur, wenn Ihr eigener Arzt erfährt, wie schwierig die Situation aktuell ist, kann er mit Ihnen gemeinsam nach Lösungen suchen.

Selbstfürsorge

- Informieren Sie sich über die Erkrankung. Wissen hilft, eigene Erfahrungen einzuordnen und kann entlasten.
- Üben Sie sich in der Akzeptanz von Einschränkungen Ihres Angehörigen durch Clusterkopfschmerz. Niemand trägt dafür die Schuld. Achten Sie darauf, nicht die Verantwortung für das Leid des anderen zu übernehmen und machen Sie sich klar, dass Sie selbst kein Behandler sind.
- Wenn der Angehörige mit Clusterkopfschmerz beeinträchtigt ist, bedeutet dies nicht, dass Sie sich ebenfalls zurückziehen müssen. Es ist wichtig, auf Ausgleich zu achten (Bekannte treffen, Hobbys nachgehen – auch wenn der andere nicht dabei sein kann). Nur wenn es Ihnen selbst gut geht, können Sie für den Clusterkopfschmerzbetroffenen da sein.
- Auch Angehörige leiden unter der Erkrankung mit. Suchen Sie sich selbst Unterstützung, wenn Sie übermäßig belastet sind. Professioneller Ansprechpartner ist der Hausarzt oder ein Psychotherapeut. Der Austausch mit anderen Angehörigen (zum Beispiel in Selbsthilfegruppen) kann ebenfalls helfen.

Umgang mit Kindern im Umfeld

Gerade für kleine Kinder können Attacken beängstigend sein. Es ist daher wichtig, altersangemessen über die Erkrankung zu sprechen. Dabei sollte betont werden, dass Clusterkopfschmerzattacken sehr weh tun, aber vor-

4.5 Tipps für Angehörige

beigehen und nicht gefährlich sind. Auch sollte besprochen werden, dass die Betroffenen nach Attacken oft Ruhe benötigen, um sich zu erholen und sich daher eventuell zurückziehen möchten. Grundsätzlich gilt: Das Thema »Clusterkopfschmerz« sollte nicht tabuisiert, sondern thematisiert werden. Die folgenden Punkte sind im Umgang mit Kindern im Umfeld eines Clusterkopfschmerzbetroffenen empfehlenswert:

- Wenn möglich in Attacken eher zurückziehen und dies vorab besprechen.
- Kinder sollten keinen Zugriff auf Medikation haben.
- Kindern Sauerstoff erklären und auch potenzielle Gefahren einer Druckflasche.
- Kindern sollten keine Verantwortung und keine Pflichten im Zusammenhang mit der Erkrankung übertragen werden.
- Die Belastung der Kinder sollte nicht übersehen werden (selbst für erwachsene Angehörige ist es schwer, Gereiztheit nicht persönlich zu nehmen).
- Es kann sinnvoll sein, auch die Schule zu informieren und sich Rückmeldung beim Klassenlehrer zu holen.
- Professionelle Unterstützung bieten der Kinderarzt und das Elterntelefon: 0800 111 0 550, www.nummergegenkummer.de/elternberatung/elterntelefon/).
- Zur Entlastung kann Unterstützung auch bei der Kinderbetreuung (z. B. Großeltern, Nachmittagsbetreuung etc.) angenommen werden.

Insgesamt ist es wichtig, klarzustellen, dass niemand etwas für die Clusterkopfschmerzen kann und dass der Betroffene gute Hilfe erhält.

4.6 Wenn die eigenen Kinder Clusterkopfschmerz haben

Trigeminoautonome Kopfschmerzerkrankungen können bereits im Kindesalter auftreten. Gute Daten zur Häufigkeit liegen nicht vor. Es wird geschätzt, dass trigeminoautonome Kopfschmerzen im Kindesalter zehnmal seltener auftreten als bei Erwachsenen.

Diagnostik

Das Erscheinungsbild der Erkrankungen entspricht bei Kindern und Jugendlichen dem Erscheinungsbild bei Erwachsenen. Gerade weil die Erkrankungen aber sehr viel seltener sind, wird die Diagnose meist verzögert gestellt. Durch die geringe Häufigkeit der Erkrankungen ist es auch schwer, Behandler zu finden, die sich gut auskennen und regelmäßig Kinder und Jugendliche mit trigeminoautonomen Kopfschmerzerkrankungen behandeln. Wie bei Erwachsenen begründet sich die Diagnose auf der Beschreibung der Kopfschmerzattacke. Videoaufnahmen mit dem Handy, die z. B. eine Schwellung des Augenlids, eine Rötung des Auges oder Augentränen in der Attacke zeigen, können dem Arzt helfen, die Diagnose zu stellen. Clusterkopfschmerzattacken dauern bei Kindern häufig kürzer an als bei Erwachsenen, was die Abgrenzung zur paroxysmalen Hemikranie etwas erschweren kann. Auch die Clusterkopfschmerzepisoden dauern bei Kindern häufig kürzer an als bei Erwachsenen. Wie bei Erwachsenen sollte neben einer neurologischen Untersuchung eine Kernspintomographie des Schädels erfolgen, um andere Erkrankungen nicht zu übersehen.

Behandlung

Die Behandlung sollte aufgrund der Seltenheit der Erkrankung bei Kindern möglichst in einem spezialisierten Zentrum bei erfahrenen Behandlern stattfinden. Prinzipiell erfolgt die Behandlung ebenso wie bei Er-

4.6 Wenn die eigenen Kinder Clusterkopfschmerz haben

wachsenen, die Dosierungen müssen dabei an Alter und Körpergewicht angepasst werden. Es ist für Eltern meist belastend, ihr Kind mit starken Kopfschmerzattacken zu erleben. Oft sorgen sich die Eltern, wenn zur Therapie des Clusterkopfschmerzes Sauerstoff, Triptannasenspray und die Subkutaninjektion von Sumatriptan verordnet werden. Häufig sind Eltern dann auf der Suche nach alternativen Therapien und es werden viele verschiedene Ärzte und Heilpraktiker aufgesucht. Letztlich kommt es dadurch zur Verzögerung einer wirksamen Behandlung. Die Einnahme von vermeintlich »harmloserem« Paracetamol in einer Clusterkopfschmerzattacke ist nicht sinnvoll, da dieses Medikament in diesem Fall unwirksam ist. Da die Clusterepisoden bei Kindern und Jugendlichen häufig kürzer sind als bei Erwachsenen, kann eine Behandlung mit Kortison zur vorübergehenden Behandlung ausreichen. Wenn eine Therapie mit Verapamil notwendig ist, dann sind auch EKG-Kontrollen erforderlich. Ein chronischer Verlauf einer trigeminoautonomen Kopfschmerzerkrankung ist auch bei Kindern und Jugendlichen möglich, aber sehr selten.

Es ist sinnvoll, wenn Kinder und Jugendliche die Handhabung des Sauerstoffes, des Triptannasensprays und des Sumatriptan-Pens selbst erlernen. Zu Behandlungsbeginn oder bei jüngeren Kindern kann die Anwendung unter Aufsicht eines Erwachsenen erfolgen. Fördern Sie Zuversicht, dass Ihr Kind mit der Erkrankung und in den Attacken zurechtkommen kann, loben Sie aktive Bewältigung. Es sollte aber auch Raum für schlechte Laune, Trauer und Angst geben und eine Offenheit, über diese Erfahrungen sprechen zu dürfen. Sie können auch anlassbezogen Sorgen oder schwierige Erfahrungen konkret ansprechen (»Ich könnte mir vorstellen, dass du manchmal auch Angst vor den Attacken hast, mir würde das sicher auch so gehen. Wollen wir da zusammen schauen, wie du damit umgehen kannst?«). Auch die in Kapitel 2.4 beschriebenen nichtmedikamentösen Maßnahmen können mit dem Kind ausprobiert werden (▶ Kap. 2.4).

Eltern sollten das Gespräch mit dem Umfeld (z.B. Klassenlehrer, Vertrauenslehrer) suchen, damit die Behandlung einer akuten Attacke oder die regelmäßige Einnahme der Prophylaxe auch in der Schule möglich ist und z.B. ein Rückzugsort eingeräumt wird. Auch bei Spielbesuchen, Klassenfahrten etc. kann es sinnvoll sein, betreuende Erwachsene zu informieren.

Zu Unterstützung kann es hilfreich sein, sich mit »Gleichgesinnten« (d. h. anderen Eltern von Kindern mit Clusterkopfschmerz) auszutauschen. Dies ist über die CSG e. V. möglich. Außerdem gibt es die »Junge CSG«, ein Angebot zum Austausch speziell für betroffene Kinder und Jugendliche. Dieser Austausch kann über Unterstützungsmöglichkeiten informieren und ermutigen (z. B. wenn Betroffene erfahren, dass andere Betroffene auch berufliche Ziele erreichen und trotz der Erkrankung ein Studium oder eine Ausbildung bewältigen).

Besonders wichtig

- Personen, die von Clusterkopfschmerz betroffen sind, sollten sich sowohl von professioneller Seite als auch vom eigenen sozialen Umfeld unterstützen lassen.
- Es gibt mehrere Möglichkeiten, das eigene soziale Umfeld zu verbessern. Dazu ist es günstig, selbst aktiv auf andere zuzugehen. Hilfreich kann eine Vereinszugehörigkeit oder ein Hobby sein.
- Zu einer guten Kommunikation gehört es, dem anderen aktiv zuzuhören sowie in angemessener Form eigene Gedanken und Gefühle mitzuteilen.
- Zur professionellen Unterstützung gehört die Mitbehandlung durch einen kompetenten Facharzt und durch einen Psychotherapeuten.
- Es kann sinnvoll sein, sich einer Selbsthilfegruppe anzuschließen (www.clusterkopf.de). Sozialverbände können bei der Teilhabe am Leben unterstützen.
- Für Angehörige: Informieren Sie sich über die Erkrankung, tauschen Sie sich mit dem Betroffenen aus, und: Achten Sie auf Ihre eigene Selbstfürsorge.

Praxisübung zu Kapitel 4

Unterstützung erhalten – gezielte Vorbereitung von Gesprächen

Fassen wir zusammen: Es gibt zahlreiche Personen, von denen Sie Unterstützung erhalten können. In manchen Fällen kann es sinnvoll sein, ein Gespräch gezielt vorzubereiten. Vor allem bei Gesprächen, in denen es um schwierige Inhalte geht, oder wenn das Gespräch einen eher einmaligen Charakter hat (z.B. Arzttermin, Jahresgespräch mit dem Vorgesetzten) kann es sehr hilfreich sein, das Gespräch mit einigen Notizen zu planen, siehe ▶ Übungsblatt 4: »Unterstützung erhalten«. Ob Sie den Notizzettel dann auch tatsächlich in das Gespräch mitnehmen, bleibt Ihnen überlassen. Dies ist von der jeweiligen Situation abhängig.

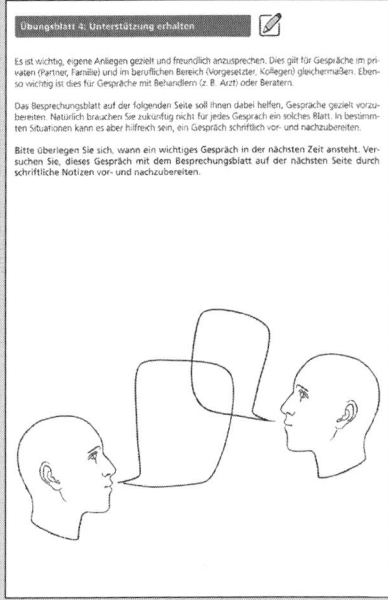

Übungsblatt 4: Unterstützung erhalten (Muster-Ansicht)

Den Weblink, unter dem alle Übungsblätter zum Download verfügbar sind, finden Sie ganz hinten in diesem Buch unter ▶ Kap. Zusatzmaterial zum Download.

5 »Resilienz« – die Widerstandskraft stärken

> **Ziele dieses Kapitels**
> - Sie wissen, was Resilienz ist und wie Sie diese fördern.
> - Sie stärken Ihre Anpassungsfähigkeit bei Belastungen und Krisen.

Trigeminoautonome Kopfschmerzen beeinträchtigen die Lebensqualität und können Betroffene und deren Angehörige sehr belasten. Die Auseinandersetzung damit, dass die Situation überhaupt so ist wie sie ist, ist eine große Herausforderung. In diesem Ratgeber wurden bereits verschiedene konkrete Möglichkeiten vorgestellt, mit Clusterkopfschmerz umzugehen und Belastungen zu lindern.

Wie schaffen es Menschen, schwierige und schwierigste Situationen zu bewältigen? Wie ist es manchen Clusterkopfschmerzpatienten gelungen, über Jahre ohne Diagnose oder wirksame Akutbehandlung durchzuhalten? Was hält sie trotz anhaltender Belastung psychisch gesund oder trägt dazu bei, Probleme zu überwinden, sich nach Krisen wieder aufzurappeln? Verschiedene Eigenschaften und Strategien wurden immer wieder in Bezug auf ihren Beitrag zum »dicken Fell« bzw. zu »Stehauf-Qualitäten« untersucht, man nennt sie »Resilienzfaktoren«. Eine Person gilt als besonders widerstands- und anpassungsfähig (also resilient), wenn sie die Fähigkeit hat, flexibel unterschiedliche Anforderungen, schwierige Situationen und Krisen zu meistern. Im Folgenden soll auf einige zentrale Fähigkeiten der Resilienz eingegangen werden. Es werden jeweils Möglichkeiten vorgestellt, wie Sie diese Fähigkeiten verbessern können.

5.1 Selbstwirksamkeit

Unter Selbstwirksamkeit wird das Vertrauen in sich selbst und die Überzeugung, Situationen aus eigener Kraft bewältigen und beeinflussen zu können, verstanden. Bei einer Schmerzerkrankung ist Selbstwirksamkeit in Bezug auf Schmerz wichtig. Besonders leidvoll wird in der Regel erlebt, einer Situation hilflos ausgeliefert zu sein. Eine Kopfschmerzattacke entspricht einem Kontrollverlust, dies muss man am Ende aushalten. Dennoch ist es hilfreich und entscheidend, sich klarzumachen, dass es Dinge gibt, die man beeinflussen und aktiv tun kann (▶ Kap. 2, ▶ Kap. 3, ▶ Kap. 4). Es geht es darum, zu entscheiden, wie man mit der Erkrankung umgeht, und darum, konkrete Strategien zur Schmerzbewältigung auszutesten und anzuwenden.

Umsetzung

Die vorangehenden Kapitel haben Ihnen unterschiedliche Strategien zum Umgang mit Ihrer Erkrankung aufgezeigt. Einige davon haben Sie vielleicht schon ausprobiert oder wenden Sie bereits an. Gehen Sie nochmal zum ▶ Übungsblatt 2 und halten Sie für sich fest, wo Sie, auch wenn Sie Attacken nicht verhindern können, der Belastung etwas entgegensetzen. Welche konkreten Strategien sind für Sie hilfreich, Attacken durchzustehen oder generell mit der Erkrankung umzugehen?

Notieren Sie die für Sie hilfreichen Strategien:
_____
_____
_____
_____
_____

5.2 Emotionsregulation

Eine wichtige Fähigkeit ist das Erkennen, Unterscheiden und Ausdrücken von Gefühlen. Nur wenn wir wahrnehmen können, wie es in uns aussieht, haben wir auch Zugang zu eigenen Bedürfnissen und können diese ausreichend berücksichtigen. Gefühle enthalten somit wichtige Informationen. Das Gefühl »Ärger« weist grundsätzlich darauf hin, dass wir mit etwas unzufrieden sind. Trauer bedeutet Verlust, Freude einen Gewinn. Ängste beinhalten Befürchtungen bezogen auf die Zukunft. Je besser man versteht, warum man gerade ein Gefühl erlebt, also warum man zum Beispiel gerade ärgerlich ist (»Worüber bin ich unzufrieden, was finde ich blöd?«), desto besser wird der Umgang mit dem Gefühl gelingen.

Manchmal haben Menschen gelernt, dass es generell nicht gut sei, Gefühle zu zeigen (»Man weint doch nicht.«) oder sie verbinden mit Gefühlen wie Trauer oder Angst Schwäche. Gefühle »hinunterzuschlucken« kann jedoch bedeuten, auf der damit verbundenen Anspannung sitzen zu bleiben. Das kann besonders bei Menschen, die aufgrund häufiger Schmerzen ohnehin eine erhöhte Grundanspannung haben, zusätzlich Reizbarkeit fördern. Ein großes Problem ist, dass sich Gefühle und Anspannung anstauen können, sodass sich der Druck immer weiter erhöht. Dann kann es zu einem plötzlichen, starken Ausbruch kommen, bei dem man sich nicht mehr ausreichend unter Kontrolle hat. Unterdrückt man Gefühle, oder werden diese unangemessen bewältigt (Alkoholkonsum, Rauchen, Essen), kann das negative Folgen für die Gesundheit und für soziale Beziehungen haben. Üben Sie im Alltag, Gefühle für sich bewusst zu benennen.

Umsetzung

Je größer der Wortschatz ist, Gefühle zu beschreiben, desto genauer können Gefühle wahrgenommen und ausgedrückt werden. Versuchen Sie, die folgenden Aufgaben zu lösen, indem Sie die richtige Antwort ankreuzen.

5 »Resilienz« – die Widerstandskraft stärken

1. Aussage: »Es nervt mich, dass du immer zu spät fertig bist, wenn wir etwas unternehmen wollen.« Dazugehöriges Gefühl:
   a) Freude ☐
   b) Ärger ☐
   c) Hass ☐
2. Aussage: »Hoffentlich bist du nicht verärgert, wenn ich heute nicht mitkomme.« Dazugehöriges Gefühl:
   a) Sorge ☐
   b) Ärger ☐
   c) Panik ☐
3. Aussage: »Es ist sehr schön, dass du das auch so siehst.« Dazugehöriges Gefühl:
   a) Wut ☐
   b) Gleichgültigkeit ☐
   c) Freude ☐

Die Auflösung finden Sie am Ende dieses Kapitels.

5.3 Selbstmitgefühl

Selbstmitgefühl ist eine sehr nützliche Fähigkeit und kann vor weiterer zusätzlicher Belastung schützen. Mit sich selbst mitzufühlen heißt, das eigene Leid oder die eigene Belastung anzuerkennen, statt herunterzuspielen oder sich selbst dafür abzuwerten, dass man leidet. Selbstmitgefühl bedeutet, mit sich selbst freundlich oder liebevoll umzugehen, so wie man es vielleicht mit einer anderen Person tun würde, die einem am Herzen liegt und der es nicht gut geht. Bei einer Kopfschmerzerkrankung kann dies bedeuten, mit sich selbst freundlich und nachsichtig zu sein,

- wenn man in einem Gespräch schroffer reagiert hat als beabsichtigt,
- wenn man unkonzentriert ist, weil Schlaf fehlt oder

- wenn man verzweifelt und mutlos ist, weil eine Episode andauert.

Nicht jedem fällt dies leicht. Selbstmitgefühl ist dabei nicht mit Selbstmitleid gleichzusetzen. Vielleicht haben Sie auch eine kritische innere Stimme, die Ihnen sagt, dass Sie sich eine freundliche Haltung nicht zugestehen dürfen. Es gibt das Vorurteil, dass Selbstmitgefühl nur bei Schwächlingen, selbstverliebten und um sich selbst kreiselnden Menschen vorkommt oder nur etwas für Esoteriker ist. Dies trifft jedoch nicht zu. Wer Mitgefühl empfinden kann, hat auch die Fähigkeit, dieses auf sich selbst anzuwenden und sollte dies auch tun. Zum Selbstmitgefühl gehört, anzuerkennen, dass Probleme, Fehler und Leiden Teil der menschlichen Existenz sind. Das Ziel ist, sich selbst Trost und Beruhigung zu spenden.

Umsetzung

Nachfolgend finden Sie eine Übung zur Förderung von Selbstmitgefühl. Der Text sollte auf einen Tonträger aufgenommen und dann angehört werden. Sie können den Text zunächst einmal lesen und danach auf einen Tonträger sprechen. Noch besser ist es, wenn Sie eine Person mit einer angenehmen Stimme bitten, den Text für Sie auf einen Tonträger zu sprechen. Das Sprechtempo sollte nicht zu schnell sein. An den gepunkteten Stellen ist vom Sprecher eine kurze Pause einzulegen. Nach erfolgter Aufnahme können Sie sich den Text in einem ruhigen Moment anhören. Achten Sie darauf, dass Sie dabei ungestört sind. Nehmen Sie sich etwa eine halbe Stunde Zeit für die Übung und lassen diese nachwirken. Die Übung kann gerne immer wieder einmal durchgeführt werden – man sollte das Selbstmitgefühl regelmäßig fördern!

Übung zum Selbstmitgefühl

Halten Sie einen Moment inne und nehmen Sie eine möglichst bequeme Haltung ein ...

Die Hände liegen entspannt auf dem Schoß oder an der Seite ... die Schultern locker ... Wenn es Ihnen angenehm ist, schließen Sie die

Augen. ... Achten Sie nun auf Ihren Atem ... beobachten Sie, wie der Atem kommt und geht ... ganz ohne Einfluss zu nehmen ... Beobachten Sie, wie der Atem einströmt ... und wieder ausströmt ... wie sich der Brustkorb hebt ... und senkt ...Wo können Sie Ihren Atem am deutlichsten spüren? ...

Denken Sie an eine belastende Situation, die Sie beschäftigt ... Etwas, das spürbar Stress und Unbehagen erzeugt ... Die Situation sollte aber nicht extrem belastend sein, sondern nur eine leichte oder mittelgradige Belastung für Sie sein ... Vielleicht ist ein berufliches Problem ... eine Sorge um einen geliebten Menschen ... vielleicht Streit mit einer bestimmten Person ... oder ein anderes Ereignis, das nicht gut gelaufen ist. ...

Nehmen Sie das Unbehagen wahr und halten Sie das Gefühl für einen Moment ... Finden Sie innerlich Worte, die beschreiben, wie es jetzt für Sie ist ... zum Beispiel »*Das ist jetzt hart* ...« oder »*Das tut mir weh* ...« oder »*Das setzt mich unter Druck* ...«.

Führen Sie sich vor Augen, dass Sie mit dieser Belastung nicht allein sind ... Auch anderen geht es so ... Viele Menschen erleben belastende Situationen im Leben ... Falls es um einen Selbstvorwurf geht, Sie ärgerlich mit sich sind ... dann vergegenwärtigen Sie sich, dass es auch hier menschlich ist, Fehler zu machen ... niemand ist fehlerfrei ... Spenden Sie sich Trost ... richten Sie freundliche Worte der Unterstützung an sich selbst, so wie Sie es bei einer Person machen würden, die leidet und die Ihnen wichtig ist ... zum Beispiel »*Es ist okay. ...Ich darf mir verzeihen. ...Ich darf Hilfe annehmen. ... Ich darf mich ärgern. ... Ich werde auch mit dieser Situation umgehen lernen.*«... Überlegen Sie, was Sie in dieser Situation gern hören würden ... Seien Sie freundlich mit sich ...

Was brauchen Sie jetzt noch? ... Was würde Ihnen jetzt guttun? ...

> Beenden Sie nun die Übung, indem Sie tief ein- und ausatmen, ... wieder ins Hier und Jetzt kommen ... und die Augen allmählich wieder öffnen.

5.4 Ziel- und Werteorientierung

Jeder Mensch hat das Bedürfnis, sinnvolle Dinge zu tun (z. B. etwas Kreatives erschaffen, anderen Menschen helfen). Sinnstiftende Tätigkeiten können viel Energie geben und eine tiefe Befriedigung auslösen. Im Gegensatz dazu können Tätigkeiten, die als unsinnig oder unnütz erlebt werden (z. B. eine Tabelle auf Anordnung des Vorgesetzten erstellen, die niemand benötigt), viel Kraft kosten und zu negativem Stress führen.

Sinn entsteht immer auch in Bezug auf die eigenen *Ziele*. Ziele sollten so definiert sein, dass sie konkret und aus eigener Kraft erreichbar sind (z. B. Abschluss einer Ausbildung, regelmäßig Sport treiben). Wichtig ist, dass die angestrebten Ziele zu den eigenen *Werten* passen. Ein Wert könnte z. B. sein, »gesund zu leben«. Dazu passende Ziele wären dann »Ich will einmal pro Woche Ausdauersport treiben.« oder »Ich will ausreichend Obst und Gemüse essen.«. Der Wert »Ich will ein guter Vater sein.« könnte durch das Ziel »Ich will am Wochenende für meinen Sohn da sein und mit ihm etwas unternehmen.« verwirklicht werden.

Ein Ziel nicht zu erreichen oder nicht mehr verfolgen zu können, entspricht einem Verlust. Dies kann eine Art von Trauer auslösen. Wenn Sie eine starke Einschränkung Ihrer Lebensziele durch die Krankheit erleben, dann können Sie versuchen, neue Ziele festzulegen bzw. in anderen Lebensbereichen Ziele zu verfolgen, die Ihren Werten entsprechen (z. B.
▶ Fallbeispiel: neues Ziel).

Fallbeispiel: neues Ziel

Herr F. hat viele Jahre als Flugzeugpilot gearbeitet und sich damit seinen Lebenstraum verwirklicht. Aufgrund seiner Medikation gegen Clusterkopfschmerz ist dieser Beruf nun nicht mehr möglich. Der Vorschlag seines Berufsberaters, jetzt als Sachbearbeiter im Büro tätig zu werden, löst keine Freude bei ihm aus. Erst die Idee, sich als neues Ziel zukünftig in der Ausbildung von Flugzeugpiloten zu engagieren (Seminare geben und Betreuung des Flugsimulators), gibt Herrn F. wieder mehr Sinnerleben und Zufriedenheit.

Umsetzung

Nutzen Sie das Übungsblatt 5, um in verschiedenen Bereichen festzuhalten, was Ihnen im Leben wichtig ist und wie und wann Sie dies in Ihrem Leben umsetzen möchten (▶ Übungsblatt 5).

5.5 Dankbarkeit

Das Erleben von positiven Emotionen ist ein wichtiger Beitrag zur Widerstandskraft. Sie stärken deutlich das sprichwörtliche »dicke Fell«. Um Lebensfreude und positive Emotionen zu erleben, ist es hilfreich, diese bewusst zu fördern. Das geht einerseits, indem man aktiv schöne Dinge plant, und andererseits, indem man den Fokus auf die Dinge im Leben rückt, die trotz der schwierigen Situation gut laufen. Hier kommt Dankbarkeit ins Spiel. Diese hilft, den Blickwinkel zu verändern auf das, was man hat, auf Dinge, die vielleicht selbstverständlich scheinen. Es gilt, diese wertzuschätzen und in die Bilanz miteinzubeziehen, um daraus wieder Kraft ziehen zu können. Dankbarkeit trägt auf diese Weise zum bewussten Innehalten und zur Zufriedenheit bei. In schwierigen Zeiten kann man davon zehren sowie sich von akuten Belastungen ablenken.

5.5 Dankbarkeit

Umsetzung

Um Dankbarkeit zu üben, können Sie regelmäßig überlegen, für was Sie an einem konkreten Tag dankbar sind. Listen Sie in Gedanken oder auch schriftlich (»Dankbarkeitstagebuch«) alles auf (auch Kleinigkeiten), was günstig für Sie gelaufen ist oder wo Sie eine gute Erfahrung gemacht haben. Sie können auch gute Nachrichten, die Sie erhalten haben, aufschreiben. Der Vorteil am Aufschreiben ist, dass Sie jederzeit durchblättern und lesen können, wofür Sie dankbar sind. Sie können dann darauf zurückgreifen, wenn Sie vielleicht verzweifelt oder hoffnungslos sind. Die Übung kann auch als Partnerübung angewendet werden, um mehr über den Tag des Partners oder der Partnerin zu erfahren. Dann teilen Sie sich gegenseitig Ihre Liste mit, nehmen damit auch zusätzlich Anteil an Freude und Dankbarkeit des Gegenübers. Wenn Sie dies einige Zeit lang umsetzen, wird es Ihnen mit der Zeit möglicherweise leichter fallen, positive Dinge in Ihrem Leben zu erkennen.

Wofür ich dankbar bin:						
Montag	Dienstag	Mittwoch	Donnerstag	Freitag	Samstag	Sonntag
gutes Abendessen						
Anruf von Freund						

Besonders wichtig

- Die Widerstandskraft im Umgang mit Belastungen und Erkrankungen wird als »Resilienz« bezeichnet.
- Zu Stärkung der Resilienz tragen mehrere Punkte bei. Wichtig sind 1.) eine gute Selbstwirksamkeit, 2.) die Fähigkeit zur Emotionsregulation, 3.) die Fähigkeit zu Selbstmitgefühl, 4.) das Erleben von Sinnhaftigkeit und 5.) Dankbarkeit.
- Die genannten Punkte lassen sich einüben und verbessern.
- Um ein sinnerfülltes Leben zu haben, ist es wichtig, sich eigene Ziele und Werte zu vergegenwärtigen.

Praxisübung zu Kapitel 5

Resilienz erhöhen – auch mit Beschwerden ein erfülltes Leben haben

Zur Resilienz gehört die Fähigkeit, seine Ziele auf Veränderungen im Leben anzupassen. Durch das Auftreten einer Erkrankung kann es zu Einschränkungen kommen, so dass bestimmte Ziele nicht mehr angemessen sind. Es ist daher sinnvoll, seine Ziele ab und zu »auf den Prüfstand« zu stellen und zu überlegen, ob diese noch passend sind. Mit dem ▶ Übungsblatt 5: »Resilienz – auch mit Beschwerden ein erfülltes Leben haben« können Sie sich einen Überblick über Ihre Werte und Ziele verschaffen. Bei den Zielen können Sie sich zusätzlich auf die Häufigkeit festlegen. (Die Tabellen auf Übungsblatt 5 entstanden in Anlehnung an Kowarowsky 2019.)

Praxisübung zu Kapitel 5

Übungsblatt 5: Resilienz – auch mit Beschwerden ein erfülltes Leben haben
(Muster-Ansicht)

Den Weblink, unter dem alle Übungsblätter zum Download verfügbar sind, finden Sie ganz hinten in diesem Buch unter ▶ Kap. Zusatzmaterial zum Download.

Auflösung der Aufgabe aus ▶ Kap. 5.2 Emotionsregulation:
Korrekt sind die Antworten 1b, 2a, 3c.

Quellen und weiterführende Literatur

Barloese M, Haddock B, Lund NT, Petersen A, Jensen R (2018) Chronorisk in cluster headache: A tool for individualised therapy? Cephalalgia 38:2058–2067. https://doi.org/10.1177/0333102418769955

Bratbak DF, Nordgård S, Stovner LJ, Linde M, Folvik M, Bugten V, Tronvik E (2016) Pilot study of sphenopalatine injection of onabotulinumtoxinA for the treatment of intractable chronic cluster headache. Cephalalgia 36:503–509. https://doi.org/10.1177/0333102415597891

Bundesärztekammer (BÄK), Kassenärztliche Bundesvereinigung (KBV), Arbeitsgemeinschaft der Wissenschaftlichen Medizinischen Fachgesellschaften (2022) Nationale VersorgungsLeitlinie Unipolare Depression – Langfassung. Version 3.0. 2022. www.leitlinien.de/depression. Accessed 5 December 2022

Burish MJ, Pearson SM, Shapiro RE, Zhang W, Schor LI (2021) Cluster headache is one of the most intensely painful human conditions: Results from the International Cluster Headache Questionnaire. Headache 61:117–124. https://doi.org/10.1111/head.14021

Chan C, Goadsby PJ (2020) CGRP pathway monoclonal antibodies for cluster headache. Expert Opin Biol Ther 20:947–953. https://doi.org/10.1080/14712598.2020.1751114

Cittadini E, May A, Straube A, Evers S, Bussone G, Goadsby PJ (2006) Effectiveness of intranasal zolmitriptan in acute cluster headache: a randomized, placebo-controlled, double-blind crossover study. Arch Neurol 63:1537–1542. https://doi.org/10.1001/archneur.63.11.nct60002

Cohen AS, Burns B, Goadsby PJ (2009) High-flow oxygen for treatment of cluster headache: a randomized trial. JAMA 302:2451–2457. https://doi.org/10.1001/jama.2009.1855

Cortelli P, Cevoli S, Garcia J, Láinez MJA (2020) Classification and Clinical Features. In: Leone M, May A (eds) Cluster Headache and other Trigeminal Autonomic Cephalgias. Springer International Publishing, Cham, pp 11–21

Deutsche Gesellschaft für Psychiatrie, Psychotherapie und Nervenheilkunde, Ärztliches Zentrum für Qualität in der Medizin (2017) S3-Leitlinie/Nationale VersorgungsLeitlinie Unipolare Depression – Kurzfassung, 2. Auflage. Deutsche Gesellschaft für Psychiatrie, Psychotherapie und Nervenheilkunde (DGPPN);

Bundesärztekammer (BÄK); Kassenärztliche Bundesvereinigung (KBV); Arbeitsgemeinschaft der Wissenschaftlichen Medizinischen Fachgesellschaften (AWMF)

Engelmann B (2019) Therapie-Tools Resilienz: Mit E-Book inside und Arbeitsmaterial, 2nd edn. Therapie-Tools. Beltz, Weinheim, Basel

Evers S, Fischera M, May A, Berger K (2007) Prevalence of cluster headache in Germany: results of the epidemiological DMKG study. J Neurol Neurosurg Psychiatry 78:1289–1290. https://doi.org/10.1136/jnnp.2007.124206

Evers S, May A, Heuft G, Husstedt IW, Keidel M, Malzacher V, Straube A, Widder B (2010) Die Begutachtung von idiopathischen und symptomatischen Kopfschmerzen. Nervenheilkunde 29:229–241. https://doi.org/10.1055/s-0038-1628746

Fogan L (1985) Treatment of cluster headache. A double-blind comparison of oxygen v air inhalation. Arch Neurol 42:362–363. https://doi.org/10.1001/archneur.1985.04060040072015

Fontaine D, Christophe Sol J, Raoul S, Fabre N, Geraud G, Magne C, Sakarovitch C, Lanteri-Minet M (2011) Treatment of refractory chronic cluster headache by chronic occipital nerve stimulation. Cephalalgia 31:1101–1105. https://doi.org/10.1177/0333102411412086

Gaul C, Diener H-C, Müller OM (2011) Cluster headache: clinical features and therapeutic options. Dtsch Arztebl Int 108:543–549. https://doi.org/10.3238/arztebl.2011.0543

Gaul C, Roguski J, Dresler T, Abbas H, Totzeck A, Görlinger K, Diener H-C, Weber R (2017) Efficacy and safety of a single occipital nerve blockade in episodic and chronic cluster headache: A prospective observational study. Cephalalgia 37:873–880. https://doi.org/10.1177/0333102416654886

Gaul C, Totzeck A, Guth A-L (2021) Patientenratgeber Kopfschmerzen und Migräne: 4., überarbeitete und erweiterte Auflage, 4th edn. ABW Wissenschaftsverlag, Berlin

Germer CK, Neff KD (2013) Self-compassion in clinical practice. J Clin Psychol 69:856–867. https://doi.org/10.1002/jclp.22021

Göbel H (2020) Erfolgreich gegen Kopfschmerzen und Migräne. Springer Berlin Heidelberg, Berlin, Heidelberg

Goubert L, Trompetter H (2017) Towards a science and practice of resilience in the face of pain. Eur J Pain 21:1301–1315. https://doi.org/10.1002/ejp.1062

Hammond DC (2007) Review of the efficacy of clinical hypnosis with headaches and migraines. Int J Clin Exp Hypn 55:207–219. https://doi.org/10.1080/00207140601177921

Headache Classification Committee of the International Headache Society (2018) The International Classification of Headache Disorders, 3rd edition. Cephalalgia 38:1–211. https://doi.org/10.1177/0333102417738202

Hoffmann J, May A (2018) Diagnosis, pathophysiology, and management of cluster headache. The Lancet Neurology 17:75–83. https://doi.org/10.1016/S1474-4422(17)30405-2

Quellen und weiterführende Literatur

Holle-Lee D, Gaul C (2016) Noninvasive vagus nerve stimulation in the management of cluster headache: clinical evidence and practical experience. Ther Adv Neurol Disord 9:230–234. https://doi.org/10.1177/1756285616636024

Jacobs S, Bosse-Düker I (2005) Verhaltenstherapeutische Hypnose bei chronischem Schmerz: Ein Kurzprogramm zur Behandlung chronischer Schmerzen. Hogrefe Therapeutische Praxis. Hogrefe, Göttingen

Jürgens TP, Gaul C, Lindwurm A, Dresler T, Paelecke-Habermann Y, Schmidt-Wilcke T, Lürding R, Henkel K, Leinisch E (2011) Impairment in episodic and chronic cluster headache. Cephalalgia 31:671–682. https://doi.org/10.1177/0333102410391489

Jürgens TP, Rimmele F (2019) Neuromodulation bei primären Kopfschmerzen im Jahr 2019 – noch zeitgemäß? : Neue Daten zu invasiven und nichtinvasiven Verfahren bei Migräne und Clusterkopfschmerz (Neuromodulation in primary headache in the year 2019: is it still up-to-date? : New data on invasive and non-invasive neuromodulation in migraine and cluster headaches). Der Schmerz 33:347–367. https://doi.org/10.1007/s00482-019-0388-9

Karst M, Halpern JH, Bernateck M, Passie T (2010) The non-hallucinogen 2-bromo-lysergic acid diethylamide as preventative treatment for cluster headache: an open, non-randomized case series. Cephalalgia 30:1140–1144. https://doi.org/10.1177/0333102410363490

Klan T, Bräscher A-K, Vales A, Liesering-Latta E, Witthöft M, Gaul C (2020) Determination of psychosocial factors in cluster headache – construction and psychometric properties of the Cluster Headache Scales (CHS). Cephalalgia:333102420928076. https://doi.org/10.1177/0333102420928076

Kowarowsky G (2019) Der schwierige Patient: Kommunikation und Patienteninteraktion im Praxisalltag, 3rd edn. Content Plus. Verlag W. Kohlhammer, Stuttgart

Kunkle EC, Pfeiffer JB, Wilhoit WM, Hamrick LW (1952) Recurrent brief headache in cluster pattern. Trans Am Neurol Assoc 56:240–243

Kuranova A, Booij SH, Oldehinkel AJ, Wichers M, Jeronimus B, Wigman JTW (2021) Reflections on psychological resilience: a comparison of three conceptually different operationalizations in predicting mental health. Eur J Psychotraumatol 12:1956802. https://doi.org/10.1080/20008198.2021.1956802

Law S, Derry S, Moore RA (2013) Triptans for acute cluster headache. Cochrane Database Syst Rev:CD008042. https://doi.org/10.1002/14651858.CD008042.pub3

Leone M, May A (eds) (2020) Cluster Headache and other Trigeminal Autonomic Cephalgias. Headache. Springer International Publishing, Cham

Louter MA, Wilbrink LA, Haan J, van Zwet EW, van Oosterhout WPJ, Zitman FG, Ferrari MD, Terwindt GM (2016) Cluster headache and depression. Neurology 87:1899–1906. https://doi.org/10.1212/WNL.0000000000003282

Luerding R, Henkel K, Gaul C, Dresler T, Lindwurm A, Paelecke-Habermann Y, Leinisch E, Jürgens TP (2012) Aggressiveness in different presentations of cluster headache: results from a controlled multicentric study. Cephalalgia 32:528–536. https://doi.org/10.1177/0333102412443336

Malzer-Gertz M, Gloger C, Martin C, Luger-Schreiner H (2020) Therapie-Tools Selbstmitgefühl: Mit E-Book inside und Arbeitsmaterial, 1st edn. Therapie-Tools. Beltz, Weinheim, Basel

Manzoni GC, Micieli G, Granella F, Tassorelli C, Zanferrari C, Cavallini A (1991) Cluster headache–course over ten years in 189 patients. CEPHALALGIA 11:169–174. https://doi.org/10.1046/j.1468-2982.1991.1104169.x

Manzoni GC, Torelli P (2020) Cluster Headache and Related Syndromes in History and Literature. In: Leone M, May A (eds) Cluster Headache and other Trigeminal Autonomic Cephalgias. Springer International Publishing, Cham, pp 1–6

Obermann M, Nägel S, Ose C, Sonuc N, Scherag A, Storch P, Gaul C, Böger A, Kraya T, Jansen J-P, Straube A, Freilinger T, Kaube H, Jürgens TP, Diener H-C, Katsarava Z, Kleinschnitz C, Holle D (2021) Safety and efficacy of prednisone versus placebo in short-term prevention of episodic cluster headache: a multicentre, double-blind, randomised controlled trial. The Lancet Neurology 20:29–37. https://doi.org/10.1016/S1474-4422(20)30363-X

Petersen AS, Barloese MCJ, Jensen RH (2014) Oxygen treatment of cluster headache: a review. Cephalalgia 34:1079–1087. https://doi.org/10.1177/0333102414529672

Pielsticker A (2013) Hypnotherapie. In: Fritsche G, Gaul C (eds) Multimodale Schmerztherapie bei chronischen Kopfschmerzen: Interdisziplinäre Behandlungskonzepte. Thieme, Stuttgart, pp 93–96

Pohl H, Holle-Lee D, Broicher SD, Schwerdtner I, Gantenbein AR, Gaul C (2022) Galcanezumab bei episodischem und chronischem Clusterkopfschmerz (Galcanezumab for episodic and chronic cluster headache). Der Schmerz. https://doi.org/10.1007/s00482-022-00648-8

Rozen TD, Fishman RS (2012) Cluster headache in the United States of America: demographics, clinical characteristics, triggers, suicidality, and personal burden. Headache 52:99–113. https://doi.org/10.1111/j.1526-4610.2011.02028.x

Russell MB (2020) Epidemiology of Cluster Headache. In: Leone M, May A (eds) Cluster Headache and other Trigeminal Autonomic Cephalgias. Springer International Publishing, Cham, pp 7–10

Schenck LA-M, Andrasik F (2019) Behavioral and psychological aspects of cluster headache: an overview. Neurol Sci 40:3–7. https://doi.org/10.1007/s10072-019-03831-5

Schoenen J, Jensen RH, Lantéri-Minet M, Láinez MJA, Gaul C, Goodman AM, Caparso A, May A (2013) Stimulation of the sphenopalatine ganglion (SPG) for cluster headache treatment. Pathway CH-1: a randomized, sham-controlled study. Cephalalgia 33:816–830. https://doi.org/10.1177/0333102412473667

Smeets E, Neff K, Alberts H, Peters M (2014) Meeting suffering with kindness: effects of a brief self-compassion intervention for female college students. J Clin Psychol 70:794–807. https://doi.org/10.1002/jclp.22076

Quellen und weiterführende Literatur

Sostak P, Krause P, Förderreuther S, Reinisch V, Straube A (2007) Botulinum toxin type-A therapy in cluster headache: an open study. The Journal of Headache and Pain 8:236–241. https://doi.org/10.1007/s10194-007-0400-0

Spitzer M (2018) Einsamkeit: Die unerkannte Krankheit : schmerzhaft, ansteckend, tödlich. Droemer, München

Stavemann HH (ed) (2014) KVT-Praxis: Strategien und Leitfäden für die Integrative Kognitive Verhaltenstherapie. Mit Arbeitsmaterial zum Download, 3rd edn. Beltz, Weinheim

Sturgeon JA, Zautra AJ (2010) Resilience: a new paradigm for adaptation to chronic pain. Curr Pain Headache Rep 14:105–112. https://doi.org/10.1007/s11916-010-0095-9

Taylor DJ, Roane BM (2010) Treatment of insomnia in adults and children: a practice-friendly review of research. J Clin Psychol 66:1137–1147. https://doi.org/10.1002/jclp.20733

Teismann T, Hilbert K, Forkmann T (2022a) Prädiktion suizidalen Verhaltens. Nervenheilkunde 41:253–257. https://doi.org/10.1055/a-1701-8272

Teismann T, Brieger P, Menzel S (2022b) Psychotherapie suizidaler Patienten. Nervenheilkunde 41:222–226. https://doi.org/10.1055/a-1748-5635

The Sumatriptan Cluster Headache Study Group (1991) Treatment of acute cluster headache with sumatriptan. N Engl J Med 325:322–326. https://doi.org/10.1056/NEJM199108013250505

Worden JW (2018) Beratung und Therapie in Trauerfällen: Ein Handbuch, 5th edn. Hogrefe, Bern

Zusatzmaterial zum Download

Die Zusatzmaterialien[1] können Sie unter folgendem Link herunterladen:

 https://dl.kohlhammer.de/978-3-17-040326-0

---

1 Wichtiger urheberrechtlicher Hinweis: Alle zusätzlichen Materialien, die im Download-Bereich zur Verfügung gestellt werden, sind urheberrechtlich geschützt. Ihre Verwendung ist nur zum persönlichen und nichtgewerblichen Gebrauch erlaubt. Jede Verwendung außerhalb der engen Grenzen des Urheberrechts ist ohne Zustimmung des Verlags unzulässig und strafbar. Das gilt insbesondere für Vervielfältigungen, Übersetzungen, Mikroverfilmungen und für die Einspeicherung und Verarbeitung in elektronischen Systemen.